U0098984

最新增訂版

啟動活化細胞密碼，從飯水分離開始
——羽田氏　瑜伽師　推薦

實踐　飯水分離陰陽飲食法

無上命令

顛覆東西方營養概念
創造自然療癒的奇蹟

李祥文 著
張琪惠 譯

符合陰陽理論的正確飲食法

1. 飯桌上不要擺水等各種飲料，湯和燉菜也只吃料。
2. 用餐後兩個小時到下一餐前兩小時，這段時間可以隨意飲水。
3. 如果用餐後兩小時不想飲水，請不用刻意飲水。
4. 如果用餐後兩小時飲水出現無力症狀，請改為餐後一小時飲水。
5. 如果用餐後兩小時飲水出現便秘症狀，請改為餐後一小時飲水。
6. 實施用餐後兩小時飲水，或者調整為一日只吃早晚兩餐時，可能出現疲倦的現象。尤其是在進行到兩個半月的時候，這種疲倦現象會特別嚴重，此時要注意保持充足的睡眠。疲倦現象是為了使一直都處於疲勞狀態的細胞得以恢復而呈現出來的。
7. 在進行飯水分離幾個月後，有人會出現胃酸過多或消化不良的現象，此時只要回到一日三餐的飲食節奏，就能恢復正常。

The Dietary Principles of Food Liquid Separation Method

1. Do not place drinks or other beverages on the table. When having soup, only eat the solid foods. Same goes for stews.
2. Two hours after your meal and two hours before your next meal, you may freely drink liquids.
3. If you do not feel thirsty or do not feel the need to drink liquids, please refrain from taking any liquids.
4. If you feel dizzy from not having taken liquids 2 hours after a meal, you can shorten the timeframe to an hour.
5. If you detect symptoms of constipation 2 hours after a meal, please shorten the timeframe to taking water an hour after your meal.
6. The Dietary Principles of Food Liquid Separation Method The Philosophy of Food Liquid Separation Method. The signs of fatigue are likely to be more visible 2 months after the diet routine switch.

   Please bare in mind, it is not the new routine that has caused the symptoms of fatigue. But rather your body has always been in a state of fatigue and you are now realising. Rest more to reduce fatigue symptoms.
7. If you incur acid reflux, during the time you have adopted either of the two diet routines, simply increase to eating three times a day. This will reduce the acid reflux symptoms.

增訂版序——安定自在無憂來自清明的領悟

這本書書名為「無上命令：實踐飯水分離陰陽飲食法」，任誰看到他，都會對「無上命令」這四個字感到好奇，為什麼會用這種最高命令的方式來要求大家一定要實踐飯水分離？

二〇一〇年自韓國引進《飯水分離陰陽飲食法》一書之前，我們本身早已經開始實行，透過身體力行所體會到的身心變化與獲益至為震撼，因此決定引進。當我們既往的飲食習慣開始產生變化時，對於食物與水的看法也完全改觀。以往，與絕大多數的人相同，注重喝水、吃飯時總少不了喝湯，依循著從小到大的飲食方式、照著時而聽聞的養生專家所說，就視為正常，甚至當做養生的生活習慣，從沒有懷疑過：「飯水不分會有什麼問題？自己的身體真的適合飯水不分嗎？身體目前的諸多現象、病症會與飯水不分有關嗎？」我們總是全然地接受新知，卻很少去感受自己的身體是否適合這些飲食習慣。

書籍出版後，我們從本身的實踐，以及日後所接觸的飯友中，更加堅信，濕寒是影響身體機能活動及循環最重要的因素，實行飯水分離是改善體內環境最簡單、最自然、最容易持續、最不花錢的方法，最重要的是，你可以做自己身體的主人，不用為身體一有病痛就投醫而對如何照顧自己依然茫然。

我們在台灣、香港、馬來西亞等地推廣飯水分離已六年餘，心中始終萬分感謝李祥文老師，傾其畢生之力推廣此一宇宙法則，並對我們實行初期所提出的諸多疑慮，真誠指導與一一回覆深感敬佩。如果這是上天送給李祥文老師的一份珍貴禮物，我相信他希望與全世界的人一同分享。

飯水分離陰陽飲食法既科學又符合中醫養生之道，雖其對食物與水所提出的觀點與現今的醫學、營養學不同，但深入了解其原理及親身實踐之後，很多的疑點便能漸漸解開。因此在推廣的過程中，我們持續不斷的透過講座、同學會，甚至修煉營的方式，讓大家有更多的機會走進飯分，突破舊習，從實踐中體會飯水分離所帶來難以想像的神奇變化。

除了國內外的推廣行程外，八正文化在出版內容上也積極地選擇能夠輔助大家了解飯水分離的原理重在養陽氣，因此出版了《人體內的太陽》《養生要養腎陽》二書，繼之，輔以人體各臟腑間的關聯如一完整的系統，飯水分離非僅一飲食習慣，它是統合各臟腑、穩定身心最重要的一條道路，隨之，《成語中的養生智慧》《中醫故事百科》問世，接下來還出版的《中醫養生餐桌》系列，旨於提醒大家在飯分中吃喝什麼亦是十分重要，勿將飯水分離視為只要分離即能帶來身體機能快速提升，因為，每個人在實行飯水分離前，既往的身體狀況各不相同，飲食內容亦有其慣性，所以即便是飯分，飲食內容依然需要調整，所以我們希望透過這系列讓大家知道如何選擇食物，由各食物的屬性及運用時機等，讓大家在飯水分離的前提下，越來越懂得吃什麼喝什麼，而使飯分效果事半功倍。

如果沒有深入人群，無法知悉許許多多想了解飯水分離、想透過飯水分離找回健康、飯水分離讓幾乎被病痛折磨到已束手無策的人找到希望，我們也不會如此堅持～一定要推廣飯水分離，把健康傳出去，也不會更加深入鑽研整體養生學，大力提倡「提陽造血論」，並將其運用於近年來持續於台灣、香港、馬來西亞等地展開的課程：「飯分一日修煉營」、「飯分二日修煉營」及去年起大力推動的「羽田氏72小時提陽智慧斷食營」、「羽田氏 7days提陽智慧斷食營」。藉由提陽智慧斷食，得以突破飯水分離所面對體內排毒的瓶頸、提升氣血循環、啟動內丹運轉，順利進行細胞活化，而呈現出生命與天地間本有的不可思議之神奇力量、密合宇宙智慧寶庫。

在生命中我們遇到了飯水分離，而得以由許多營養學概念中，重新找回符合身體的法則，在實踐中了解自己身體，進而學習如何善待自己身體的智慧。當我們具有善待身體的智慧時，「無上命令」即非命令，而是自然呈現的身心靈合一、安定自在無憂的生命。

撰序於台灣・台北

二〇一七年三月

實踐者分享 *1*

飯水分離療癒我身心，讓我重享輕鬆、自在、幸福的生活

蔡鈺葦／台灣

我是一個開業十五年的美容師。維持曼妙均勻的身材一直是我所追求的目標和心願。幾十年三餐的飲食習慣一直都是晨起喝五百CC的溫開水，餐前生菜沙拉，水果，菜多飯少的狀況，每天也一定要求自己一定要喝足二千CC的水，來維持我的身材和皮膚的狀態，但體重都在六十四公斤左右，怎麼努力少吃都減不下來。八十九年因為感冒引發肺膿瘍，住院四十五天，做了肺部清瘡引流手術。出院後，每天一直有

咳痰的狀況，從未間斷。

二〇一三年八月初，在因緣際會下認識了飯水分離，因為我是好奇寶寶，當天就決定開始實行。因為可以瘦下來又可以健康的誘因實在是太大了。我非常認真嚴謹的實施午晚兩餐三個月。就在三個月裡，我從原本的六十四多公斤瘦到五十五公斤，體重下降的速度之快，連我自己都嚇到。起初最明顯感受到的是我的胃，以前常常會有胃食道逆流感，脹脹的，容易打嗝，在飯分一星期後就可以明顯感受到胃很溫暖很舒服。咳痰的次數明顯變少，皮膚也變得又細又滑，心情超級美麗的。

因為效果太好太明顯，激勵我更加堅持飯水分離。就在二〇一四年的一月份，我的兩只手背開始起屑屑狀的疹子，從原本的小小一片，擴散到整個手背到手臂內側都是；疹子從小小的脫屑狀到起紅疹水泡化膿，非常非常的癢，透明、黃色的組織液也一直不斷的流出來，用衛生紙擦完又馬上流出來，味道酸酸澀澀的非常難聞，經常睡到半夜被癢醒，癢到無法入睡，當時只知道要抓癢、擦組織液。這過程非常非常的刺痛難受。其間我看過許多中醫、西醫門診，都找不到治療它的好方法。擦了西醫類固醇，剛開始有效，可是過了沒多久又會開始長新的出來，所以我擦了兩條之後就放棄了。中醫的藥我持續吃了半年，也無明顯的效果。最後我決定全部統統放下，什麼也

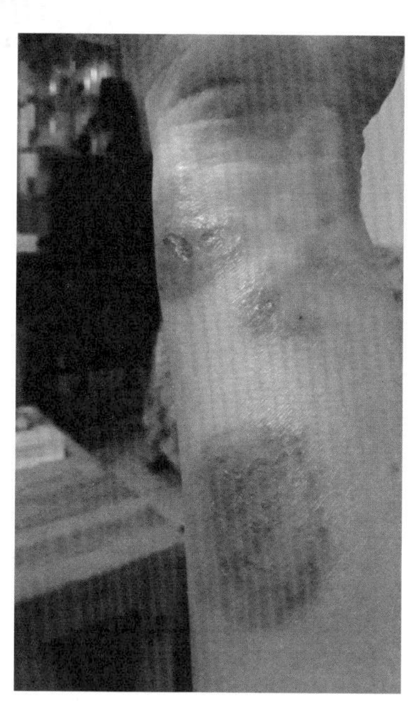

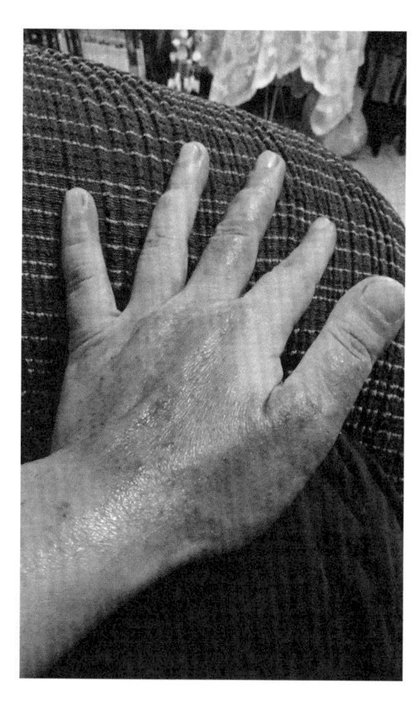

不擦，什麼也不吃，就讓身體自己找出口，於是我決定暫時歇業不工作，就只是專心簡單的飯分和爬山運動讓自己多流汗，吃烤餅，及曬太陽。採午晚餐、一日一餐交替修練，就在二〇一五年三月，皮膚全部排完，前後歷經了十四個月，目前完全康復了！沒有復發的現象。

這十四個月就像一部時光放映器一樣，是我的人生縮影。一直很不快樂的我，碰到痛苦煩惱的事，總是會往內壓抑，不求援，默默的一個人承受著。生活裡除了工作還是工作，總是忘了要愛自己。停下來之後，才發現這經歷是在清理內在的痛苦記憶，一層一層往外剝落，時間雖慢卻不自覺的療癒了自己。現在的生活感受覺得很輕鬆很自由很開心很幸福，也覺得自己更美麗更有自信。

飯水分離對我而言就是一個方法，因為我相信，所以我選擇去做，認真嚴謹又開心的去做。過程中每個人的反應和過程都不盡相同，碰到問題時，只要願意開口去問，社團總是會有人會非常熱情的給予幫忙。我也是因為羽田大，美藍，芝蘭，David Chan 一路上的支持才有勇氣堅持下來的。接下來的路還很長，我會繼續堅持飯分的，也祝福所有飯分的好朋友健康，喜樂！

飯水分離是條正確的健康大道

郭惠嫻／香港

我在二〇一三年五月一日開始飯水分離，還記得當時內心充滿計劃，但第一天的早上就感受到不容易。

我還沒開始飯分前，身體狀況不大好，時常流鼻水、哮喘、胃潰瘍，亦有腕管綜合症及皮膚敏感等症狀，再加上我從小就患有小兒麻痺症，身體一直都不大好。

飯分初期我因從小飲水就會心跳加速，吃太乾的食物會想嘔，所以在執行時不太容易。在飯分的第一個月，最顯著的效益是腕管綜合症好了！胃氣和胃痛亦少了！但鼻水、哮喘和皮膚敏感一直都與我如影隨形，不離不棄。

幸好，我沒有因身體狀況未全然改善而放棄飯分，這一路上雖走來跌跌撞撞，但身體穩定許多。由飯分開始我已沒有看中醫或西醫了，只是近期腳部突然痛楚，痛到不能入睡和移動，我才去醫院接受治療！一開始吃西藥，胃部就開始不適，於是去看中醫，但狀態每況愈下，最後便求助於羽田氏老師！

實行飯水分離讓我學會了認識自己的身體，有時吃了不該吃的食物，她會給你反應，好讓自己了解下次不要吃這些東西了！飯分亦讓自己看見貪念和習性，而這兩個特性正是不易操控和改變的。

我相信能遇上飯分的人是有福的，不論能否令你有很大的身體改善，飯分卻讓我們更認識自己，同時讓我們開始和身體溝通。要走向健康的道路是漫長的，在過程中可以參考別人的情況，但不能作比較。我對自己說，各有前因莫羨人，做好自己的本份，按步就班，不貪快，依據自己的身體狀況來實行，你一定會走上健康之路！若能開始飯分，幸福已找上你了！

遇到《飯水分離陰陽飲食法》，讓我驚為天書

江鋆欄／台灣

二十年來一路身心靈追尋，在一個又一個法門中短暫駐足探訪又離去，對於生命本質的探索、尋回自身力量的方法，一直尋尋覓覓，卻始終不得其門而入。

直到二〇一四年十月底在妹妹家翻閱到《飯水分離陰陽飲食法》這本書，研讀之下，驚為天書。所謂大道至簡，不就是在尋常生活、每日三餐用度中，從自身口腹之慾的調整與修正，重回身心健康之原型？言簡意賅，清楚明白，真是踏破鐵鞋，太棒

了呀！當下決定開始了生命提昇的飯分之旅。

我先從三餐飯分，改善了胃酸、口乾、漏尿之困擾，接著進展至兩餐飯分，不知不覺中瘦了七公斤，頭髮也逐漸由白轉黃轉黑……開始將外在的注意力轉至內在，覺察身體和心理的變化，每日記錄當天身心狀態。我知道自己透過飯分修煉的道途已經正式展開，祈願有生之年，不懈的自我鞭策，對生命之法有更多了悟明白，進而分享給有緣之人。

之前，我在竹北辦了一場飯分講座，有五十多人參與，六月中有場讀書會，我也會參加，現在的我只想好好身體力行之後，分享他人。

在此無限感恩李祥文老師的親身試煉，又無私的將此生命之法公諸於世，救苦救難有如菩薩渡世。再次無限感恩八正文化羽田社長，用心的將飯分引進台灣，讓大家有緣在此相遇、切蹉、分享。我雖在飯分推廣將近五年時才接觸到，但只要相遇了，就是最好的時機。

實踐者分享4

精神、體力比飯分前好，呼吸亦更深沉且順暢

陳冠宏／台灣

感恩李祥文老師、陳昭川社長將飯分觀念推廣開來，讓我有幸得聞這麼好的觀念，感謝臉書上眾多飯分前輩熱心引導，使我更有信心堅持下去。

實踐「飯水分離陰陽飲食法」的生活方式簡單自在不麻煩，省錢省時又能維持健康。還能吃到建中兄推薦的「蒸飯」，坊間美食都不是它的對手。

一年期間，感受過每日短暫的飢渴，兩三天沒上廁所的疑惑，百日撞牆期吃冰、

狂喝飲料，被身體抗議的後悔，也曾有一段時間鼻水直流、身體排寒的窘境，連兩三個月天天不易入眠的困擾，體驗過可能是這輩子最冷的冬天，以及體重直降身形變瘦，常被親友擔心詢問的種種情況。狀況的原因及解決方法，在飯分三書和飯分社團可以找到答案，也就安心撐過去，一段時間就好了。飯分二年多過去，可能是我缺少一餐兩餐三餐輪替修煉，血氣稍嫌不足，感恩昭川社長夫婦指導食用紅豆及黑棗，這方法很有效，很滿意目前身體的進步狀況，現在的體重與體能跟十八歲時差不多，不僅頭上沒有一根白髮，原本髮線後退的區塊也長出茂密的小草。「勇於實踐、老實飯分」，身體會一天天在進步，輕鬆過關。日前試過一次兩日一餐，有一日一餐的經驗，進行兩日一餐並沒想像中困難，而且精神跟體力明顯更好。我想若能繼續依循合乎陰陽自然道理的飲食法修煉，或許幾年後就可以體驗到細胞充滿能量的種種不可思議現象。

此外，飯分讓我體會到「捨得」的道理，原來以前一日三餐是多餘的，身體並不需要每天吃進這麼多食物，一天晚上有兩碗蒸飯加一些菜，九點飲五百CC溫水就很滿足。只要遵照飯水分離飲食的原則，少食，精神反而更好，呼吸深沉而順暢，心情愉悅情緒穩定，體力比飯分前更好。捨棄甜食，得嘗食材美味；捨棄食欲，得享氣食長生。飯分不難，試試暫時放下舊有觀念以及對美食慾望的執著，等身體調整好後，自然會習慣簡單的食物，喜歡簡單的生活。

實踐者分享5

整個身體都獲得改善，性格也更穩定開朗，真的不可思議！

蔡金燕／台灣

自從大學畢業到台北工作，好像是因為無法適應台北濕熱的氣候，先是皮膚開始長濕疹，每年夏天都得面臨殘酷的考驗，一流汗就全身癢個不停。再加上教職工作，必須時時刻刻提醒自己要多喝水，否則今天上完課明天保證失聲；不強迫自己上廁所就給你膀胱炎發作。又因為生完小孩一直有五十肩的問題直到今年初，有一天外子神祕兮兮的問我說要不要試試一種新的飲食法，我根本就不以為意，早已厭倦坊間那些毫無根據的飲食控制法，而且為了讓身體清淨，我謝絕一切不自然的食物與進食方式。但是，先生說為了不讓我再受苦，也為了確保這個方法有效，他自己偷偷施行了兩個月，發現真的身體產生很奇妙的變化：感覺身體變輕盈、對於食物的敏感度提高了、精神比以前更好、甚至連排尿不順的問題都明顯改善了。看他這麼認真用心看待我的病痛，也同時因此改善了自己的痼疾，我決定體驗看看這個令我半信半疑的養生法——飯水分離飲食法。

施行至今已有半年時間，現在正是酷熱的七月，我不敢相信今年以來到現在濕疹不但沒發作、原本枯黃的皮膚越來越光滑，就連從小就犯的胃病也沒再出現。我覺得不可思議，前天在晾衣服的時候，才突然發現五十肩的問題也不見了！好像上課的時候也不會再口乾舌燥了！我真的覺得不可思議！但是除了飯水分離，我甚麼也沒做啊！我想繼續施行這個飲食法，因為它，我的整個身體都獲得改善，而且生活更加愉快、輕鬆，甚至連性格變得更穩定開朗呢！

實踐者分享6

飯水分離半年，腸胃不再脹氣，而且神清氣爽

馮寶煌／台灣

本來我的三餐飲食非常傳統，由於工作繁忙，連吃飯都是匆匆忙忙的囫圇吞棗。有時食慾不佳，就勉強來個湯菜泡飯，似乎比較好下嚥。但是長期下來，我很容易脹氣，肚子老是脹得鼓鼓的，肚子裡的氣體很多，隨時想放屁，感覺很不好意思，社交關係非常尷尬。而且整個人就是昏昏沉沉，無法神清氣爽，睡眠品質很不好。後來我的太太告訴我，由於我吃飯吃得太快，都沒有細嚼慢嚥，大分子的食物混合著湯湯水水，不但不好消化，它們泡在湯水中搞不好就澎得更大，就更難以分解消化吸收，在胃裡產生化學變化發酵，就成了二氧化碳，這些不良氣體對身體健康傷害很大。聽說

有一種「飯水分離陰陽飲食法」，我們姑且試試。於是太太規定我吃飯時一定要細嚼慢嚥，不可以喝水。半個小時後才可以喝水，讓食物在胃裡充分消化，才不會造成腸胃的負荷。半年過去，果然腸胃不再脹氣，神清氣爽，皮膚不再暗沉無光澤，活力充沛，打起太極，運氣平順，睡眠品質非常好！由於打太極練氣，自然而然對肉類沒興趣，遠離這些會製造身體濁氣的食物，覺得心靈非常澄淨清明，思慮清晰有條理，整個人充滿自信的光采！

實踐者分享7

與其未來要忍耐身體的病痛，不如暫時忍耐節制飲食的飯水分離！

唐欣如／台灣

我是在網路書店隨意瀏覽書籍時發現飯水分離這本書的，因為書名很奇特，引發我的好奇心而買回家研究。

看完書後很認同作者的理念加上自己身體常有些小毛病，所以決定試試。嘗試了兩個月後發現自己胃食道逆流症狀改善很多。我自從國中開始就有食道逆流情形。有時嚴重時要吃很強的胃藥才能抑制胃酸。但醫師說不能長期吃這麼強的胃藥，使我很煩惱。嘗試飯水分離後胃食道逆流改善很多，不再常感到喉嚨滿是酸水。但有時我吃比較多水分的菜仍有胃酸逆流的症狀，所以飲食上仍需要調整。

我以前工作輪班造成身體有些小毛病，如頭暈、腰酸背痛。在修煉飯水分離後，我感到這些小毛病減輕些，因為身體有狀況有得到一些改善就更督促要努力修煉。最近突然有一個領悟，與其去忍耐身體的大大小小病痛，不如來忍耐口渴、忍耐節制飲食的飯水分離法來得更有意義。

因為工作是護士的關係，每天都看到人因病受苦的景象，感覺很無奈。因此希望自己能管理好健康，除了運動和規律生活外，期望自己能更徹底實踐飯水分離飲食這樣好的生活習慣，並能與有緣人分享。讓更多能人能修煉此宇宙之法，共創健康美好的社會。

實踐者分享8

接觸飯水分離是「奇蹟」

陳昭川／台灣

愚者瑜伽修煉十多年，瑜伽教學約十年。教的是一種與眾不同的瑜伽。從瑜伽中研習中醫黃帝內經談的八脈十二內經進而了解生命本質。一直致力於研究人體自體治療療法，也把自己從小到大的一些病痛獲得完全改善，不再發作，像是異位性皮膚炎，也在學瑜伽中不經意中好轉。但腸胃問題仍然時好時壞，香港腳二十多年也尚未斷根，鼻竇炎雖好了但偶爾還是會流鼻涕。

接觸飯水分離是修煉瑜伽中的奇蹟。把多年來尚未解開的病痛找出答案。比如：腸胃問題、香港腳、鼻竇炎甚至很深沉的內傷與腦震盪，同時對照性格行為模式，這樣一來生命的輪廓林林總總就十分清晰。因為有瑜伽底子的優勢，所以接觸李祥文先生的飯水分離修煉如虎添翼，於是就這樣斷斷續續煉了一年半，很神速的豁然開朗有所領悟。

坦白說，飯水分離看起來是十分簡單的概念，但實施起來卻十分不容易。從飯水分離的概念中，患者對於一直沒修煉成的瑜伽獲得了完全的領悟，這一通則百通的收穫，令人相當高興。

飯水分離其實就是道家談的「辟谷法」，換言之，這密傳的修煉法之核心關鍵就在飯水分離。很多人透過斷食療法使身體獲得改善，但患者曾經遇到一位利用斷食療法把皮膚牛皮癬調理好但事隔三年又發作，再次斷食修煉反而沒有改善。後來他來學瑜伽學了兩年，雖然精氣神相當好但牛皮癬依然未好轉，於是他瑜伽也不學了，另求其他法門。這個個案刺激了患者對於病業的困惑。

另外一個個案是痛風，也是瑜伽學的相當深入，但痛風也是時好時壞不能斷根。（患者在此談到的是如何讓病業斷根才是高明。）後來在瑜伽與飯水分離之間找出答案，那便是身心的活動狀態。但僅能說修煉趁年輕即早準備。

飯水分離本身就是斷食與禁食的交替修煉，一方面找出身體最佳飲食模式，一方面淨化身體，進而提昇內臟經絡的力量。打通任督二脈走向康莊大道。

愚者並不是個好學生，換句話說就是不會依根本原則去照做。光是起床不喝水就可打敗百分之九十的人：「什麼啊！不是要多喝水嗎！尤其是早上。」當時，腦袋裡疑點重重。

為了應付飯水分離，於是所有投機的偷偷補充水分的想法都出來了。初練習時，早上醒來偷吃一兩片橘子，有時飯後兩小時喝水，有時一早上不喝水，有時會反彈猛喝水，有時乾脆飯水不分離，於是身體吃癟時才知道犯了禁忌。有時把瑜伽與飯水分離混在一起煉，於是這樣的錯亂中，雖然腸胃問題改善了，但總是沒有完全遵照飯水分離的原則去做。

而書中的「離固食」到底是什麼？

於是與幾個煉過的朋友，帶著修煉飯水分離中的問題前去韓國找作者問個明白。

修煉一定要有明師指導。

就在去年韓國最冷的零下十六度到了韓國的國門。這一行六個人加上出版社找的當地譯者敬姬小姐前去李祥文先生的陰陽社參訪。

明師一定要有實修領悟。

經過李祥文先生的一問一答，當下十分慚愧的盲修瞎煉有個明白。李祥文先生從修煉到如何吃都有完整的配套措施，唯一的不能就是……要自己煉，無法替代。

從韓國回台灣的前一天去首爾大學煉雪地瑜伽，這雪光之神威力驚人。韓國之行收穫很多。李祥文無私的大愛精神深深感動了我，因此才會依此精神把學會的分享給大家。

飯水分離解開身體之密，也是全人類想要知道的答案，就是——慾望。也就是長久以來瑜伽修煉一直未能突破的關鍵。如何與這色身相處又不受控制呢？

這蠢動含靈（慾）的吃吃喝喝的修煉，經過飯水分離如同照妖鏡一般顯露了慾望本質且毫無餘地。於是就在修煉飯水分離中了解身心的運作，因此從身體到心識到靈性的活動完全顯現。甚而中醫的經絡理論與西醫的器官運作，就在飯水分離中結合瑜伽，完全把生命的運作模式詮釋出來。

推薦序——現代人必備的養生長壽寶典

醫學博士、韓國 VARIA 生化學研究所所長暨
壇國大學特聘教授
鄭海官

隨著尖端科技的進步，我們生活在高度發展到近乎神奇的現代社會之中。然正因為都市與產業化的發達，難以解釋的成人病與毒物卻也同時威脅著人類的生命。即使依舊有人相信，日新月異的醫學發展能克服所有的病痛，但實際情況看來並非如此簡單。

在以分子生物學為基礎，研究疾病預防與治療的細胞分子矯正醫學中，將人類的生命力定義為所有治療的根本。這種生命力會在大自然中進行調整，而大自然也具有啟動所有生靈、生氣及自然治癒力的神祕力量。因此，以人類為首的所有動植物均能

藉由大自然設立的同化與異化作用維持生命。但卻足足有百分之八十的現代人類，因為破壞了這樣的平衡而承受著精神或肉體上的苦楚。

本書的作者李祥文先生多年來持續研究這種新的哲學，為了促進現代人的健康概念，訂定了四階段體質論，不僅令生命體合理化成為生化學基礎，更將細胞分子矯正醫學套用至自然醫學，讓健康管理、預防老化以及增進自然治癒力的理論系統化。

很高興李祥文先生的《無上命令：實踐飯水分離陰陽飲食法》得以順利出版，相信此書必能成為注重健康的現代人的養生長壽寶典，並在此推薦予各位。

推薦序——飯水分離開啟永恆生命之路

漢醫學博士
崔賢珠

中醫神聖養生寶典《黃帝內經》當中有一篇〈上古天真論〉，記載了一段令人震驚的內容。

黃帝問天師岐伯：「聽說上古時代的人們都活了數百年，為何如今我們只活過半百就逐漸老去，且病痛纏身？」，天師回答：「上古的人們不僅實行運氣調身、順應自然並遵照生命法則，但現今的人們卻逆行自然、無法遵守生命法則，當然容易生病老去。」也就是說，若我們能進行運氣調身，並遵照生命法則，自然也可以無病長壽。

最近美國以班傑明・法蘭克（Benjamin Frank）博士為首的數位著名學者提到了

長壽祕訣與調身法。其中哈瑞・史坦（Harry Stein）博士也提出在二〇五〇年人類可望活到二百歲的理論。

獲得兩次諾貝爾獎的美國萊納斯・鮑林（Linus Pauling）博士主張「死亡是逆天而行」，並提出肉體組織能自行再生並永恆存在的說法。英國的亞歷士・康福德（Alex Cornford）博士主張，倘若人類可維持十歲時的抵抗力，則不難活到七百歲；而加州大學的生物學教授波納德・史特納（Bernard Sterna）博士也預言在不久的將來，人類將可享有無限的生命並長生不老。

那麼人類是否真的能長生不老呢？如果可以，究竟用什麼方法呢？李祥文先生的著作《無上命令：實踐飯水分離陰陽飲食法》以陰陽原理教導人類調整飲水，正開啟了人類邁向永恆生命之路。

這本書的誕生，想必對於生活在充滿身心壓力與汙染公害的現代人而言，絕對是一大福音。在此推薦給所有正在為健康而努力的人。

推薦序——預防疾病、健康養生之道盡在其中

東洋自然醫學博士暨理學博士
李祐權

建立於宇宙法則上的飯水分離陰陽飲食法與離固食，簡單來說就是以斷食與禁食，讓全身六十兆的細胞得到革命性變化的驚人新學說。

即使喝一口水，人類的五臟六腑都必須為了進行分解、消化、排泄等過程，毫不間斷地借助宇宙的力量。而斷食與禁食，能夠使為了消化而轉移到其他臟器與腸胃的宇宙力量，得以直接傳達至六十兆個細胞，使異常細胞轉變回正常細胞，並藉此治療並預防成人病與不治之症。

李祥文先生所主張的飯水分離與離固食，可說是在日常生活中就能體驗到這種效果的食療法，更是站在宇宙法則的中心，見證了無數歲月與研究後的精華。如此以身

體學、醫學以及科學為基礎的創新理論，實在令人激賞。

本書不僅能教導現代人如何消除精神壓力，更能在預防與治療不治之症及成人病上給予絕對的幫助。在此推薦給所有希望無病長壽的人。

出版序——追逐生命奇蹟，開啟天堂之路

如是問：自體治療是否具有完整性？

有一陣子我一直在找有關斷食療法的資料，也找了一些「辟谷法」的相關性書籍，就在一個偶然的機緣下接觸了飯水分離。

記得是前年的冬天約十二月，這因緣是因為女兒參加台大物理營。當天要接她回家，由於我提早抵達了些時間，所以就先去逛書局，在無意中看到簡體版的飯水分離，當下好奇的就買回來練習。因為沒人教，半生不熟的煉了一通……中間還是糊里糊塗的，因此又把書中的文字重新打字以便了解，一邊練習一邊介紹給其他修煉的人練看看，經過一段時間的練習後覺得相當不錯，當下便決定與內人商討出版此書。於是《飯水分離陰陽飲食法》就在去年的十月在台灣出版了。

在沒人教導之下，就煉出了效果，本人長久的腸胃不調很快就改善了。這群不到

十位的修煉者也有很多不同的收穫，如慾望少，凡事變得很單純，飲食更簡單。但還是有很多疑問，比如水果是在什麼時候吃或懷孕適不適合練。書中談的「離固食」又是什麼！心中還存在著諸多疑問與好奇，於是邀約了幾個朋友飛往韓國找作者。

這趟韓國之行與書名「無上命令」有絕對關係。「上有政策，下有對策」這句話充分表示了人的慣性與習性。若沒有實踐與貫徹飯水分離，那麼這慣性與習性會隨著日積月累而形成另類我執。作者的「無上命令」就是談貫徹與實踐，生命本質跳脫慾望的掌控自然煥然一新。而在飯水分離的修煉中就可提昇自我覺察力。或許讀者看不到也摸不到更想不到它有那麼神奇嗎？

當時實施飯水分離約一週左右，所有一切變簡單了，吃的簡單，零食的誘惑也沒了，想法也簡單，也不與人爭。也解開了十年來的修煉關鍵，整個生命與世界的觀感完全不同了。

十個月左右的練習，就在這趟韓國之行，從作者的解答，並以實踐的飲食法招待我們，簡單的離固食、烤餅，到正式晚餐的烤紫菜、韓國泡菜、醃蘿蔔、豆芽菜、作者自製的醬油、沾醬……甚至作者自製飲水時間喝的飲料，很完整的呈現在這一行六人的面前，實在好吃的不得了。原本以為這樣吃一定會口渴，但回到飯店時仍然相當舒服且生津。這「無上命令」的縮影版就呈現在面前。

帶著這喜悅回到台灣一直感受到作者的溫馨與無私的愛，於是與內人決定出版此書分享給台灣的讀者。

最近國內發生的塑化劑加入飲食的事件更充分顯示作者的智慧。錯誤的飲食、飲食方法與喝水方式，在無形中已經在破壞生命的本質。

生命的侷限會在飯水分離修煉中明朗化。

生命為何會老化如此迅速，人類為何如此貪婪互爭互擾……，這種種的問題，當你接獲這「無上命令」貫徹之後就會明白——天堂之路也就打開了。

陳曉明

撰序於台灣・台北

二〇一一年八月

作者序——遵照生命法則，體驗飯水分離驚天動地的食療效果！

飯水分離是人類有史以來首見的理論與養生法。它和我們平常所接觸到的醫學與營養學常識大相逕庭，所以我們相信應該會有許多讀者對此論點嗤之以鼻。但如果仔細閱讀我的解說，就能逐漸理解所有原則。而最重要的就是實際進行這項飲食法，必定能立即感受到令人佩服到五體投地的特別成效。

我並非名門大學出身，更不是社會知名人士。我只是出生於戰亂的一九三〇年代的貧農兒子，無法獲得良好教育，並很早就流浪異鄉。就在當時，我遇到了一位奇人，並習得順應陰陽理論的減食與離固食法則。那已經是五十年前，我二十四歲的那一年了。

剛開始既無知又莽撞，毫無法則地苦苦實行禁食與斷食，也因此多次遭遇死亡的威脅。然而每當此刻，我就會非常不甘心地想著「我總該為這個國家、這個民族，甚至為全人類留下點什麼才行」。於是不斷地用這種捨生取義的名義刺激著因挫敗而軟弱的心，終於成功使生命的細胞充滿生氣，重新找回了希望與活力。

在不斷反覆的苦行與修煉下，我總算明白了生命法則——宇宙的陰陽順行，也就是四季、氣候、晨昏、日夜的變化原則，以及對人體產生的影響。

接著，我藉由指導病痛纏身的患者實行減食與離固食，累積臨床經驗，並獲得了分辨各種病患特性的能力，藉此引導出無論東西洋醫學均無法透視的人體自然治癒力，順利進行治療。譬如，對於已經氣力衰竭，或者身體已經完全衰敗而無法進行自然治癒的重症患者，仍有辦法為他們迅速恢復氣力。

然而如此渴望幫助寶貴生命的一片真心，卻也因無照醫療行為成為被檢舉的對象。我不僅因此繳納過多次罰金，甚至也因此嘗過苦牢的滋味。

我雖然沒有顯赫的社會地位，也非名門大學出身的合格醫師，但卻因將一生奉獻給人類的健康而感到自豪。因為本書裡的內容完全是我親身體驗後的領悟，而這些領悟也被證實能帶給病痛纏身的患者許多益處。

我想再次強調，請勿因為這是陌生的理論而拒之千里，若肯用寬闊的心胸仔細閱讀並身體力行，各位的人生將會變得更健康。承蒙許多讀者認同了前作《飯水分離陰陽飲食法》並賜予許多鼓勵，令我感到無比榮幸。

本書超越了利用陰陽飲食法找回健康的水準，只要持續實踐生命法則的四階段，就會轉變為靈長體質。雖然普遍都認為人類壽命只侷限於一世紀（一百年）左右，倘若我們能將自己的體質變化為長壽體質，就無法否認的確有讓人類活過千年，甚至延長至永遠的生命法則。

有志者事竟成，有路的地方就有生命之光。這道光芒將帶給我們真正的寶藏，而這寶藏也會累積成為令人讚嘆的幸福果實。以健康的身心享受長遠的生命，是人類最原始的渴望和最大的目標。

倘若要讓自己的人生充滿踏實又驕傲的真實幸福，需要高深的智慧與出眾的勇氣。而幸福的第一步，就是要樹立意志，接著按照這個意志訂定目標前進，就能得到真正的幸福。當然，為了享受這真實的人生，也絕對需要正確且真實的意志與勇氣。

但是我們總為了金錢與權力，不顧一切地往上爬，甚至糟蹋同胞，面不改色地做出厚臉皮的事。不到一個巴掌大的心臟載滿了如此強烈的慾望，以及為了爭奪名利產生的魯莽思想，又怎麼會對這僅僅只有一世紀（一百年），所謂的「天命」感到滿足呢？

有史以來，從未有人挑戰「打破天命」，也就是打破「壽命有限」的意志與勇氣。結果就是長久以來不斷重複令人失望又浪費的生命。這也是我們該深深檢討的。

各位讀者，人類是萬物之首、與眾不同、至高無上的尊者。生命的價值不在於享樂，而是在於創造。

我們必須取得生命之光，明白在這世上的各種生命並非瞬間即逝，而是非常尊貴的存在。也必須成為生命法的學者，確實了解並享受以創造為意義的生命價值。

人類的身體具有生命個體因子中驚人的萬病治癒力，但引導這種能力的想法已經被放棄了，人們只在乎外表展現出來的結果，以及白費力氣的治療方法，導致領悟這種力量的人只能徒留感嘆。

所有的疾病、痛苦與老化，以及僅有百年的有限生命，都令我們一生中汲汲營營的學問、技術、經驗、知識，化成一小把的塵土。這實在是違反了生命的尊嚴，更是令人無法掙脫的悲劇。

雖然我沒有任何哲學、信仰與學識的背景，但卻勇敢地代表全世界六十億人類，向僅限定於百年上下的「天命」遞出戰帖。真心希望所有讀者拋棄虛假飄渺的金錢、權力、名譽鬥爭及慾望，培養擴展生命真理的勇氣。

義大利天文學家伽利略推翻天動說，竭力想具體證明地動說時，卻遭到了殘酷的迫害。伽利略並未使用像今日般發達的科學力量，也還未曾利用人工衛星證實地球自轉。但他利用自身的天文知識打破舊有理論，展現了劃時代的智慧與勇氣。

我雖然也遭受到宣稱其權位或身體受到損傷的部分人士迫害，但就像伽利略般我早已下定了決心，絕不會有一絲動搖。當然，身為傳授生命法則的人，我早已有接受考驗的覺悟。

倘若我們確實地遵照生命法則，身體的細胞組織就會發揮天生的秩序與能力，進而將僅有一世紀的「天命」延續到千年，甚至永恆。只要真心跟隨意志，每個人都能體驗飯水分離驚天動地的食療效果。

我將一生所累積的臨床經驗與理論，投入在這次出版的《無上命令：實踐飯水分離陰陽飲食法》中，祈望能藉此完成個人的使命。

Contents

目次

Part 2 飯水分離的前期飲食法

Part 3 飯水分離的後期飲食法

第三章 修煉的真諦

Part 4 疾病的了解和治療

第三章　其他疾病的飲食控制

Part 5 總論篇

之　法

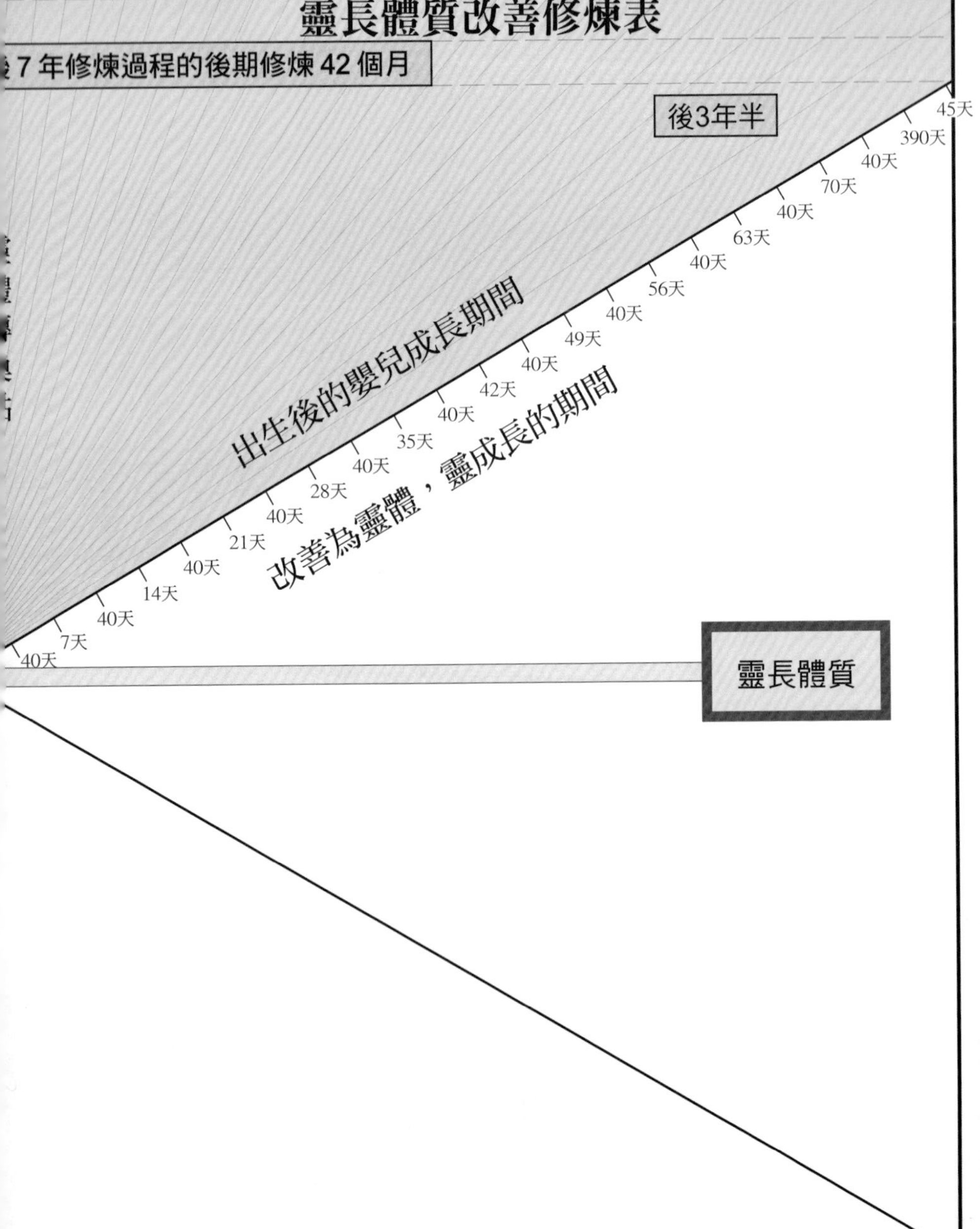

靈長體質改善修煉表
後7年修煉過程的後期修煉42個月
後3年半
45天
390天
40天
70天
40天
63天
40天
56天
40天
49天
40天
42天
40天
35天
40天
28天
40天
21天
40天
14天
40天
7天
40天
出生後的嬰兒成長期間
改善為靈體，靈成長的期間
靈長體質

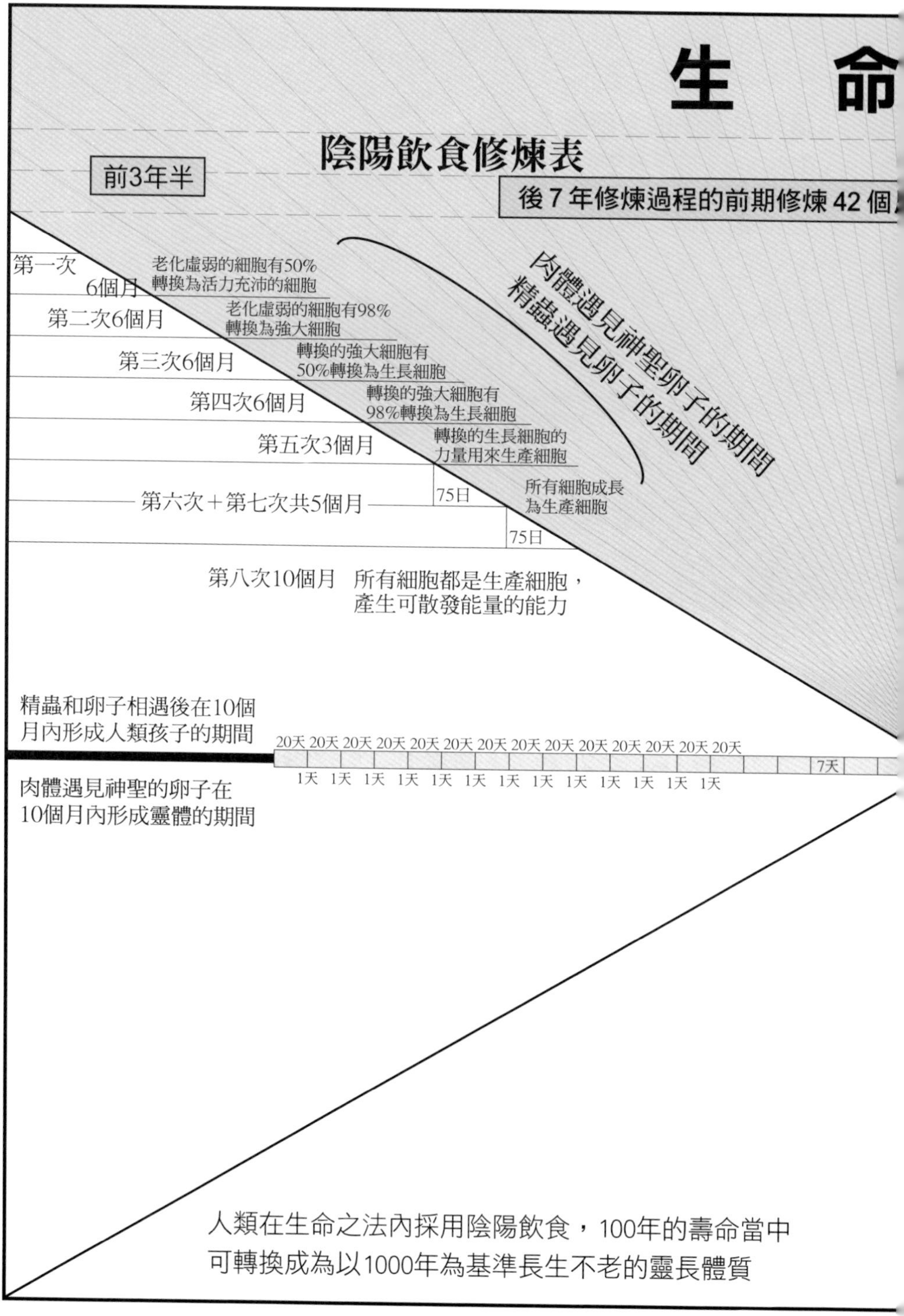

生　命

陰陽飲食修煉表

前3年半

後 7 年修煉過程的前期修煉 42 個

肉體遇見神聖卵子的期間
精蟲遇見卵子的期間

第一次6個月　老化虛弱的細胞有50%轉換為活力充沛的細胞

第二次6個月　老化虛弱的細胞有98%轉換為強大細胞

第三次6個月　轉換的強大細胞有50%轉換為生長細胞

第四次6個月　轉換的強大細胞有98%轉換為生長細胞

第五次3個月　轉換的生長細胞的力量用來生產細胞

第六次＋第七次共5個月　75日　75日　所有細胞成長為生產細胞

第八次10個月　所有細胞都是生產細胞，產生可散發能量的能力

精蟲和卵子相遇後在10個月內形成人類孩子的期間

20天 20天 20天 20天 20天 20天 20天 20天 20天 20天 20天 20天 20天 20天

1天 1天 1天 1天 1天 1天 1天 1天 1天 1天 1天 1天 1天

7天

肉體遇見神聖的卵子在10個月內形成靈體的期間

人類在生命之法內採用陰陽飲食，100年的壽命當中
可轉換成為以1000年為基準長生不老的靈長體質

這就是人生的全部嗎？

生老病死，空手來空手去，
難道這就是人生的全部嗎？

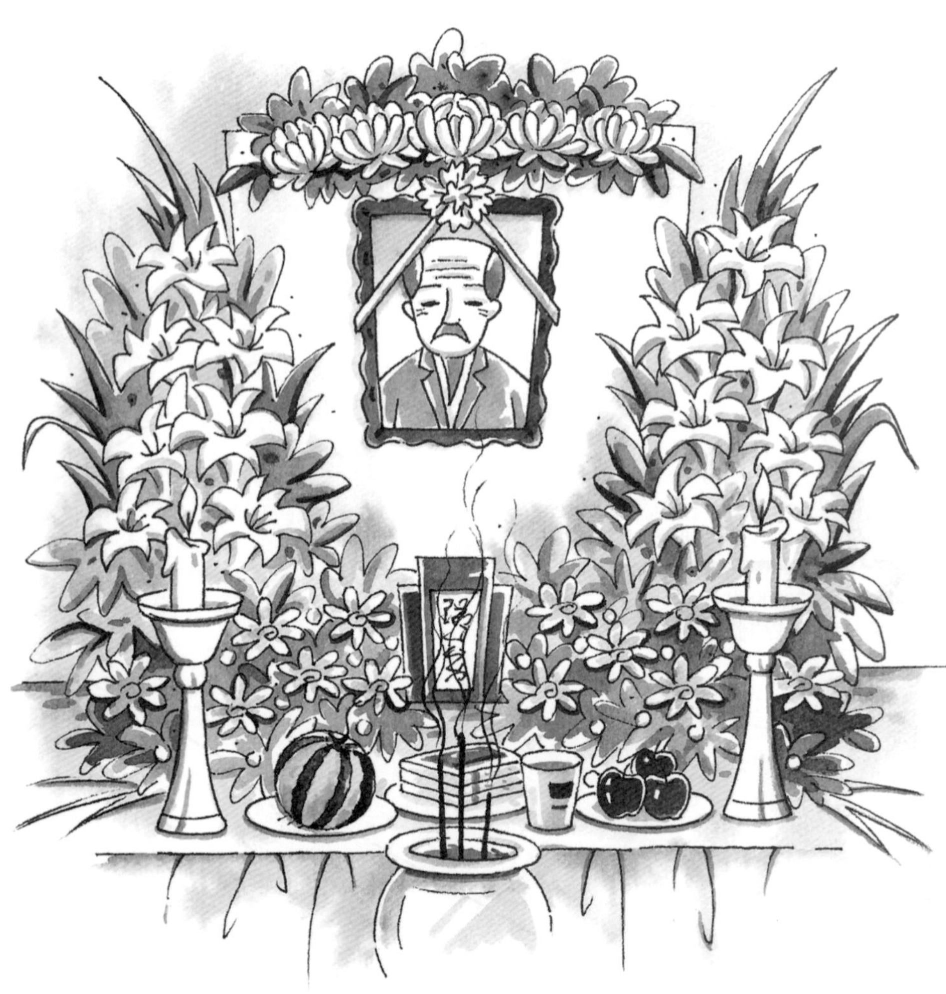

不吃離乳食的話

第二階段體質的嬰兒，六個月內喝奶發育。然而倘若不懂得吃離乳食，五至六歲繼續喝奶，就會像這樣發育退化，活不到 10 年，就會被第二階段體質的壽命羈絆。

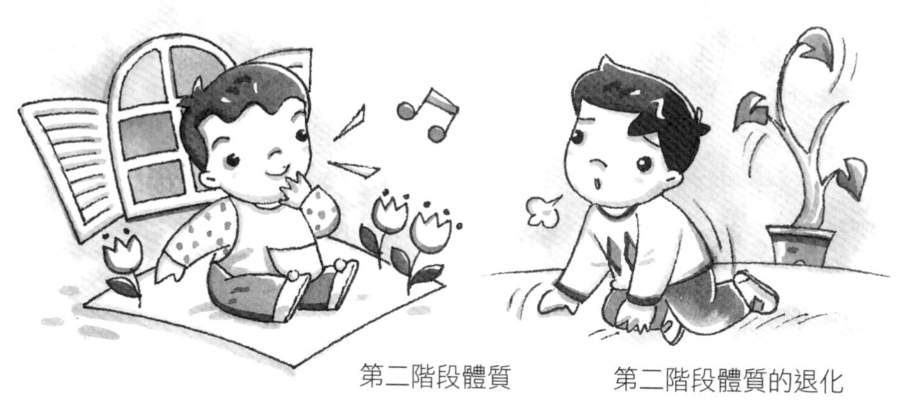

第二階段體質　　第二階段體質的退化

倘若不吃離固食？

第二階段體質喝奶的嬰兒離乳，吃離乳食改變飲食習慣，就會成長、發育為第三階段體質。吃固體食物成長的第三階段體質的時間是到二十三歲。之後要吃離固食改善為第四階段體質（靈長體質）。倘若過了二十三歲，到了五十至六十歲還執著於先前的飲食習慣，人類將無法脫離百年壽命的第三階段體質，面臨老化。

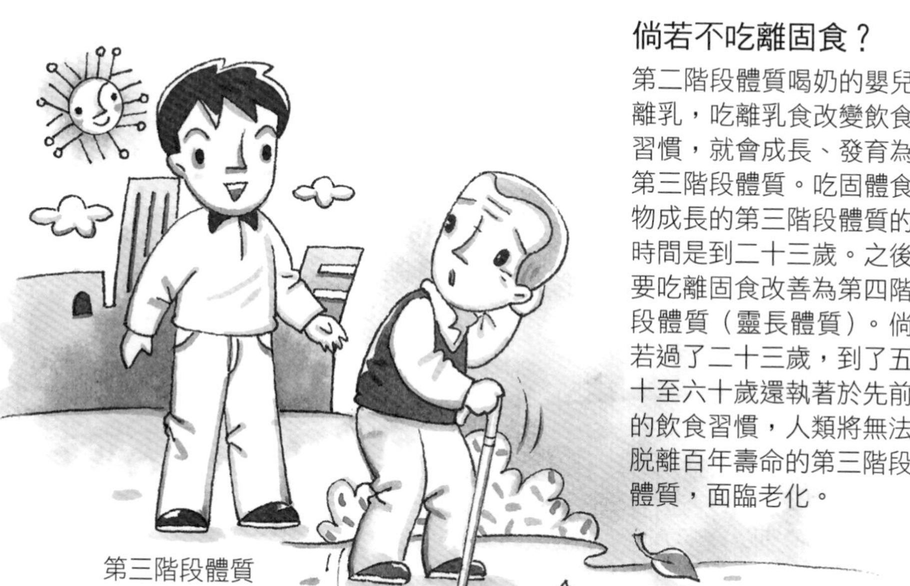

第三階段體質

第三階段體質的老化

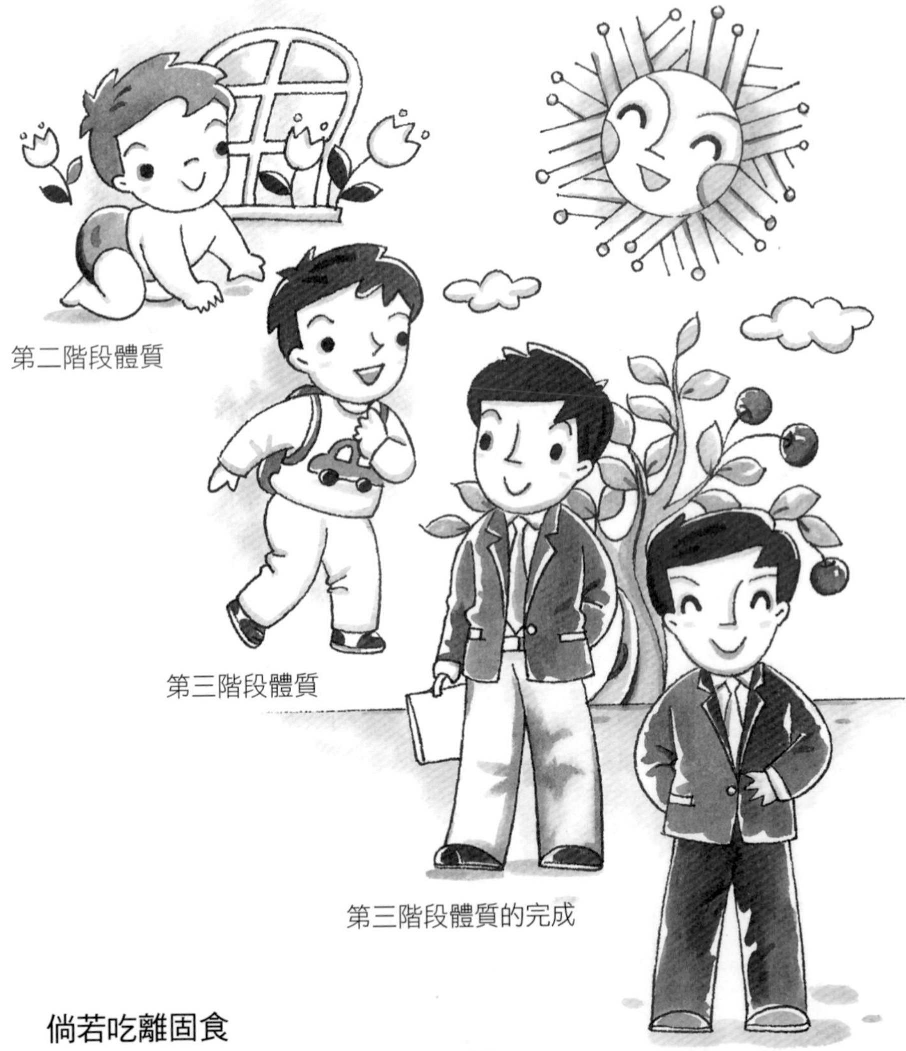
第二階段體質
第三階段體質
第三階段體質的完成

倘若吃離固食

吃固體食物成長的身體為了再次改善成為靈長體質，需要吃離固食。

配合修煉過程吃離固食，身體可維持像少年時期般柔軟有活力，第三階段的體質透過氣息改善，成為享受永遠生命的第四階段體質（靈長體質）。

年輕的延續—
第四階段靈長體質

你看！

失去財富只不過失去了一部分
失去名譽就等於失去了許多
失去健康就等於失去一切

在生命之法當中採陰陽飲食法，
就能重新恢復青年期且得到永生。

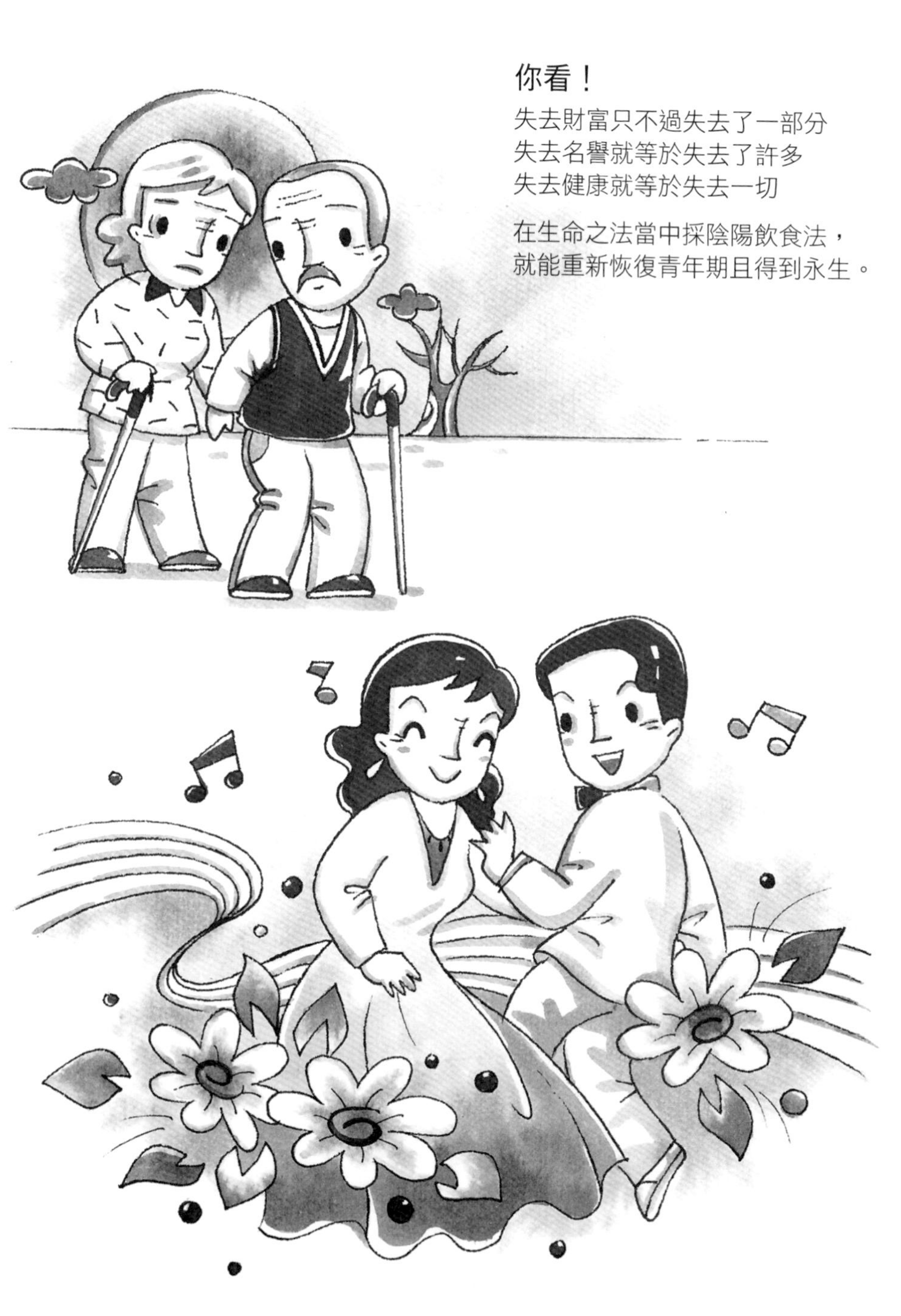

生命之光

從東方之海升起的國度韓半島
我的祖國大韓民國
雖然身軀嬌小
然而卻像冶煉的鋼鐵般強大
像純真的鹿
美麗的模樣
就像新娘迎接新郎般端莊
一年三百六十五天四季分明
無論任何氣候環境都能快速適應
啊～發光的韓半島
發光的韓半島
在東方的夜空下

生命之光發出光芒
照亮山另一頭的村莊
太陽底下地球村
在籬笆內過著和睦的生活

地球村的兄弟姊妹
在晴空下生活的地球村的兄弟姊妹
全部都聚集吧
超越宗教
超越國境
超越思想和人種
全部都聚集吧
我們都是兄弟姊妹　我們是一家人
人類至今身為疾病的奴隸

延續死亡

經歷考驗和痛苦的生活
現在在生命之法下
永遠得到生命之光
剪斷死亡的鎖鏈
奔向長生之路
來吧　來吧　全部都聚集吧
人類的兄弟姊妹
萬眾一心
學習神祕的生命之法並加以實踐
建立無病長壽國

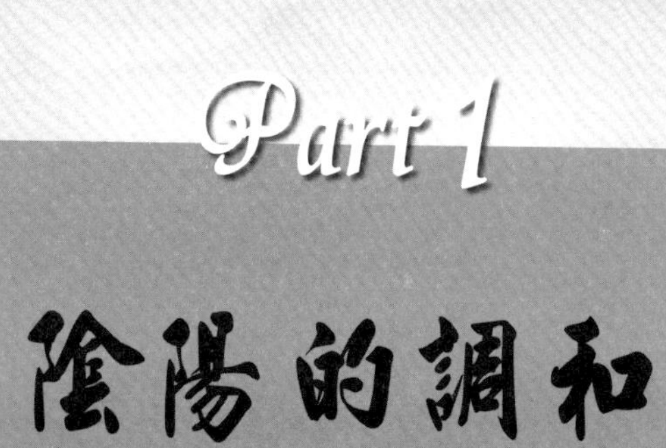

Part 1

陰陽的調和

第一章　生命之法

1 人類為何必須承受生老病死之苦

人類是以神的形體被創造的，但為何無法成為神性之軀而承受著老化、病痛與死亡之苦呢？理由很簡單，這是因為人們找不到將體質改善為神性之軀的方法。

獲得兩次諾貝爾獎的美國科學家卡爾萊納斯・鮑林博士，也曾說科學分析人類細胞的結果，發現細胞能夠永恆地生存下去，但卻依然不明白為何人類最後還是必須承受疾病與死亡的過程。

現代科學已經高度發展到能夠抽取人類基因並創造新生命的階段。但總是在概括接受他人已完成的科學實驗結果，而無法拋棄先入為主觀念的情況之下，所以現代醫學絕對不可能發現人類老化的原因。

世間萬物必定具有因果。人類之所以會生病或死亡，都是因為不了解原因。因此我們只好接受死亡是人類無可奈何的宿命之說。

但若人類明白其原理，就能走向不死之路。人類可以將體質改善為靈長體質，並以神性之軀獲得永生。若讀者們能了解我的陰陽理論，並徹底實行飯水分離，各位自然就能重新找回健康，並重新設立全新的人生里程碑。找回健康的人，也必定能藉由飯水分離陰陽飲食法的修煉進一步提昇自己，成為人類新世代的先驅。

2 開啟嶄新的時代

若問各位「是為了生存而吃，還是為了吃而生存」，所有人都會果斷地回答「是為了生存而吃」。但為何人們吃了各式各樣的營養美食，卻無法活過百歲，飽受老化、生病與死亡的痛苦呢？甚至到了七、八十歲時，就說「現在該死了吧！還活著幹嘛呢……」，將這種程度的壽命當作理所當然的限制。

在廣大無垠的宇宙中，百年的生命根本就是幾近毫無意義的，只要上帝或佛祖一吹，不知道就會飛到哪裡去，時光如剎那般短暫。因此我們總是對短暫的人生感到遺憾，也對於最終必須回歸塵土的宿命感到空虛。甚至因此皈依宗教，將心靈寄託在來世或轉世等微弱的安慰之上。

但生命就只有一次，因此我們必須在此生此時不斷地將其延續下去，也必須讓無法重來的人生發揮最大的價值，非常寶貝地珍惜、守護它。將生命的里程碑設立在延長到永久的壽命上，徹底實行正確的進食與飲水之法，並讓其成為身體保健的根本，就是飯水分離陰陽飲食法的真諦。

無論是練瑜珈、氣功、上健身房、跳韻律舞，或是進行任何一種大眾運動方法的訓練，其實大家都明白，這樣依然無法讓人類的身體擺脫老化的枷鎖。但我大膽地在此代表全世界六十億人類宣布，這世上絕對存在著能打破人類宿命、開創全新起點，讓人類親自體會延續青春並改善體質的生命之法。

所謂的不老仙丹與萬靈丹，就深深藏在我們自己體內的因子中。不需要擁有多少財富或歷練，只要誠心誠意地遵循這種簡易單純的法則，就必定能找到解答。

以陰陽理論為基礎而創造的飯水分離法則，正是生命的真理。它具有無限的力量，拓展人類生命的視野，讓每個人得以累積更高深的經驗與智慧，享受和平、健康又富饒的生活。

如今，我們並不是藉由不屬於肉體的靈，而是必須藉由靈肉合一的實體超越時空，創立新的宇宙。即使現代科學已經能夠探索地球之外的事物，但人類若無法跳脫數千萬年來被束縛的短暫生命，還是一點用處也沒有。過去，人類不到百年即須回歸塵土，但二十一世紀即將成為能夠讓人類的無限智慧與活力完整保留，並一同享受無限動力源的全新時代。

3 生命的驚奇

宇宙的包羅萬象，都是來自於陰陽相對。科學界也曾表示，看似彼此不同的時間與空間，其實是非常密切地與彼此連結並相互依賴著。在東方，人們則將這種相對說稱之為陰陽，囊括了宇宙萬物的生死，以及自然與人類社會的一切現象。

有日就有夜，有火就有水，有甜就有苦，有長就有短，有強就有弱，而有生就有死。同樣地，既然有人類死亡之法，就一定會有永生之法，才能符合萬物相對之論。

若要享有永恆生命，就必須了解在廣大無垠的宇宙中運行的，讓萬物彼此相生相剋的陰陽理論，而代表著一個濃縮小宇宙的人類的軀體，也無法跳脫此論。換句話說，我們必須集結智慧，找出軀體所遵行的陰陽法則。

假若能根據生命法則嚴格區分進食與空腹之時，讓陰陽二氣得以調和循環，就能使細胞充滿活力並不斷增生，進而打破區區百年的天壽束縛。奮力追求與死亡必然性相對的生命必然性，藉由飯水分離陰陽飲食法修煉，將逐漸老化的人體細胞轉換成永久體質，這就是永生之法，也是不老長生之法。

長久以來，我們都忘了人類的身體早已調整成能夠適應永恆歲月的模樣。雖然生命之光已經在我們體內充滿了能對抗所有疾病的自然治癒力因子，但我們卻違背了造物主的心意，生存並徬徨於漫漫迷霧中。

不瞭解飲食聚合以及人類生命間高深莫測的函數關係的人類，造就了僅僅百年的短暫壽命。因此我們必須為了各自身體的保健，即刻接受無上命令，將其視為生命的尊嚴與義務。

若能徹底遵循生命之法，就能藉由體內通暢無阻的氣血循環促進生命的延續。不僅身體能夠自然維持青春活力，心靈也能遠離醜陋的慾望與妒忌，從此邁向通往永生的大道。而人類也將學習到群體生活之道，享受更加充實的喜樂與和平。

讓我再次強調，生命法則不僅能阻止陰陽失調，引導出體內能夠預防疾病、自然治療疾病的潛在力量，更能維持健康並杜絕病菌。若要保有健全的身體，最重要的不只是調整飲食，更要讓自己嚴格區分進食與飲水的時間，徹底改變飲食的習慣。

就如同為了健全社會而必須遵守生活法規，我們也必須為了保有健全的身體，遵從生命法則下的飲食之道，並為了延續充滿活力的生命，維持通暢的氣血循環。

陰陽飲食法的真正價值，在於讓人類重新思考過去的人生，並從現在開始擬訂下半場的計畫與設定，誠心地接受生命帶來的驚奇。而在這之前，我們必須擺脫長期以來無法抗拒的美味誘惑。

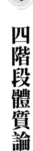

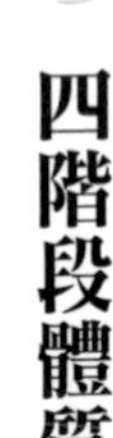

四階段體質論

人類的體質可依據各種層次而區分為四個階段。

第一階段是形成體質，也就是在母胎中形成的體質。

第二階段是發育體質，也就是在母親懷中喝母乳所發育的體質。

第三階段是成長體質，也就是我們的身體長大為成人的體質，基本上所有的成人都符合此階段。

第四階段是靈長體質，也就是享有永恆生命、不死的長生體質。藉由實踐飯水分離就能逐步接近的體質，不僅能增生新細胞組織，也能在體內自然產生缺少的營養，強化自然治癒力並持續保有健康生活。

我們都知道，各個體質有各自需要的飲食。在第一階段的形成體質，營養會直接經由母體供給；第二階段的發育體質必須在母親懷中食用乳品並發育身體；第三階段的成長體質能食用各種食物，讓天生的骨架發育完成並適應這個世界；而最後第四階段的靈長體質，則是在完成成長體質後以氣飲食為主，並重生為全新軀體的階段。

現代的人們把第四階段的世界，或是第四階段的體質視為死後的世界。然而我根據飯水理論，度過漫長的減食與離固食的親身試驗，確信這世間必定存在能讓人類將體質進化成第四階段的方法。

要從第一階段的形成階段進化成第二階段，必須經過所謂誕生的過程。要從第二階段的發育體質進化成第三階段的成長體質，則必須經過所謂離乳食的過程。同樣地，要從第三階段的成長體質進化成第四階段的靈長體質，必須經歷的過程就叫做「離固食」。

從第一階段到第四階段，改善體質並邁向各個階段的祕密就存在於飲食調整之中。倘若無法放棄第三階段中已經習以為常的飲食，即使到深山中想要得道，也無法到達第四階段的階段。因為若未經歷飯水分離的鍛鍊，就無法適應氣食的法則。

人們到目前所熟知的營養學說，都只是為了均衡攝取必須的營養成分而達到發育與成長所產生的，因此只適合於二十三歲前的身體成長階段。因為二十四歲之後就能進階為靈長體質，所以我們該盡力遵從的並非營養學說，而是建立於生命法則之下的陰陽飲食法。

若能依據陰陽理論，嚴格區分進食與飲水時間並根據各階段減少食量，體內的再生能力就會逐漸開花結果，不再被禁錮於營養成分的攝取，進而超越時空並進化成第四階段的靈長體質。

5 各種體質帶來的壽命變化

第一階段的體質是在母親體內形成，無法持續十個月以上，因此成長體質的壽命只有十個月。

第二階段體質就等於喝奶發育的期間，最長不會超過十年以上，因此發育體質的壽命是十年。

第三階段體質就等於吃富含均衡營養的食物成長的期間，最長不會超過一百年，因此成長體質的壽命是一百年。

第四階段體質是直接攝取氣的階段，雖然尚未經過實證，然而根據先前階段的壽命增加，預估靈長體質的壽命可達一千年。進化為第四階段體質，實際上不僅僅只有一千年，而是通往「永生」之路。

觀察體質出現的重要變化如下所述。

第一階段胎兒在母體內待滿形成期的十個月，出生後進入喝奶的第二階段體質。倘若不幸在母體內死亡，生命之光就會停留在第一階段的水準。

一般而言喝奶的時間六個月就夠了，這就具備了基本發育所需的基礎。還有六個月的哺乳時間結束後，開始吃離乳食，進入逐漸適應成人食物的過程。此時應好好調整飲食才能改善成為第三階段體質，身體均衡強健的成長，即可獲得百年的壽命。就算母乳有豐富的營養，執著於母奶的孩子反而會發育遲緩，成長緩慢並逐漸轉為虛弱體質。

現今處於第三階段體質的成人，不懂得進化為永生的第四階段的飯水離固食，只執著在營養食品，根據習慣吃喝，大部分的人都無法超越第三階段體質的壽命（一百歲），就此度過一生。二十四歲後不管吃得再好，都無法阻止細胞老化和體力衰退。然而，若從二十四歲起實踐飯水分離，就能改善成為靈長體質，啟動生命神祕的潛力，在千年的歲月中保持年輕健康的生活。

任何一扇門都是為敲門者而開啟。斷絕原有的飲食習慣固然不容易，然而以長久的角度來看人生，這是必須經歷的過程，請不要把改變飲食習慣想得太困難。飯水分離一定能夠克服攝取過多的營養所帶來老化和慢性疾病等障礙。本書最後提到的學界動物實驗，如果實驗成功，讀者們一定會更加確信我所言屬實。

第二章　生命之飲食

1 各種體質的飲食變化

人生在世要經歷過三次體質進化才能形成第四階段的靈長體質。先前兩次的體質進化是自然形成，然而最後的體質進化則需要確信的決心和努力。這些努力會帶來有價值的果實。

初次進化體質（第一階段到第二階段），就成了吃液體食物的體質。

第二次進化體質（第二階段到第三階段），就成了一般吃固體食物的體質。

第三次進化體質（第三階段到第四階段），逐漸減少食物的攝取量，最後成為極端的少食，培養生產能力，由體內自行產生身體活命所需的營養。也就是僅以氣體食物（空氣）就能充分成長。

人類是由父親的精子和母親的血結合，而誕生在這世上，接受宇宙包羅萬象奧妙的變化，陰陽均衡和融合形成人類，進而發育成長。

遵守生命之法，用飯水分離完成最後的體質進化，就能脫離「形成—發育—成長—衰老—死亡」的過程，進入「形成—發育—成長—長生—永生」的靈長體質。

最困難的莫過於和自己的戰鬥。為了達成目標需要堅強的信念和意志，並且自我鞭策。

試想吃離乳食的時期，在執行生命之法的母親的鞭策下，我們已經體驗過從母乳轉為離乳食的過程。要改變持續六個月的飲食習慣是如此困難，更何況是成年人要改變持續數十年來的飲食習慣，這並不是件容易的事。至少需要比嬰兒進入離乳食更多倍的力量。

我們身體的細胞組織已經被放任許久，而變得難以適應飯水分離，所以在適應的初期應先轉換為一日兩餐，一個月後再恢復一日三餐，交替後逐漸適應少食和離固食。

認為百年內老死也無遺憾的人類，等於自行承認人生價值的暴跌。自己的人生倘若無法為了他人、為了人類奉獻，就是毫無價值的生命。

鋒利的鐮刀是農夫的重大資產，然而鈍銹的鐮刀就毫無用處。相同的，在我們的身體變鈍之前，在疾病來臨之前，要經常使用磨刀石保持如新。

請記住健康的磨刀石正是飯水分離，大家必須用堅強的意志實踐，讓自己隨時保有年輕與智慧。

2 何謂飯水分離陰陽飲食法

飯水分離是根據人體對應日夜變化的陰陽消長，區分食物和水的食用，階段性減少食量的神祕食療法。這和一般廣為人知的食療法是不同層次的方法，實際上可說是將我們的肉體改善為永生體質的絕對法則。

宇宙的包羅萬象依循著陰陽的法則，形成春夏秋冬四季。因此人體也會根據晝夜時間變換陰陽，換言之，一定有根據內部氣血循環區分乾的食物（陽）和水（陰）的原理。

飯是陽的食物，水是陰的食物，如果人體陰陽協調，常生病的體質就會恢復自然治癒力，快速老化的體質就會散發出身體活命的氣韻。當然這是健康長壽的基本。實現不老長生的理想才是陰陽飲食法真正的目標。

旺盛的食慾是維持健康最原始的慾望表現。追求美味、享受美食是人生一大樂事，也能成為生命的原動力。然而凡事都有一體兩面，食物可以維生，也能招來死亡。

人類無法克制食慾，無分別的行動和習慣性的思考，讓肉體的細胞犯下無法抹滅的錯誤。經常犯這種錯誤的肉體，老化加速且病懨懨。只要是稍微了解陰陽法則的人，就會感嘆不分時間無節制吃喝的現代人的行徑是多麼大的錯誤。

對大家而言，重要的不是吃什麼食物，而是在什麼時候吃。徹底遵守時間的規範，是保障長生的飯水分離的核心。即使是一小塊麵包，甚至是一滴水，都要配合支配宇宙萬物生命體的循環來享用。

不管吃多好的食物，不管多麼規律的鍛鍊身體，到了八十至九十歲，人體的細胞就會站上老化的巔峰。執著於沒有節制的飲食習慣，只想靠優質的營養素和運動保持健康，對身體有害無益。

實際上剛開始執行飯水分離飲食法，吃早晚一日兩餐少食修煉的期間不需要額外的運動。因為無論吃什麼食物，都能將體內的廢物和毒素排出體外。配合清晨四點起床，正是旺盛的陽氣韻流動之際，就會產生源源不絕的活力。當然一般人不是運動選手，早上不需要做流汗的劇烈運動，只需要做些輕鬆的運動和體操將沉睡的細胞喚醒即可。

3 用肉體看宇宙

生命的法則將宇宙的真理和人的真理視為同一個層次。因此根據春夏秋冬四季的變化，我們的心也會有改變，天地造化形成日氣，我們的肉體也有身體狀況的改變。近乎神技的造物主的驚人能力，在生命的驚奇下誕生的肉體，是僅次於天地造化的超尖端高感度、高精密度集合迴路的合成體，無法用任何東西模仿。

我們的肉體是神的作品，內在世界無限深邃寬廣高大的邏輯的結晶體，也可說是個小宇宙。原來我們人體本身就設計成可自行克服所有問題的天賦能力。

大宇宙地球和小宇宙人類的連貫關係解析如下：

大宇宙（地球）	↓	小宇宙（人類的肉體）
草	↓	體毛
地殼	↓	皮膚
河川	↓	血管
岩層	↓	骨頭
熔岩	↓	骨髓
一年十二個月	↓	十二脊椎
一年二十四節氣	↓	二十四根肋骨
五大洋	↓	五臟
六大洲	↓	六腑

如上所述，將宇宙縮小就成為我，將我放大就成了宇宙。因此宇宙內有人類的生命居住，人類的體內有宇宙存在，根據這種神祕的原理規範，正是飯水分離的飲食生活。

也能將我的身體比喻成一個國家。倘若精神是總統，心就是副總統，五臟六腑是各部會的長官。我們體內的所有細胞則是國民。

倘若要有堅強的國力，政治、經濟、社會、文化所有領域都不能累積廢物，對內要維持良好的治安，對外要做好穩固的國防。負責國防的軍人是白血球，維持治安的則是紅血球。以這兩種作用為主軸維持肉體這個國家。維持治安的紅血球將肺部的氧氣傳送至微血管，負責國防的白血球抓住從外界入侵的有害細菌。

為了維持身體健康，就像警察和軍人守護國家，紅血球和白血球應守護肉體這個國家。這種特別的訓練就是飯水分離陰陽飲食法。

若能好好治理國家，貧富差距消失，大家就能平等的生活，然而政治混亂會導致貧富差距懸殊。倘若隨時吃喝，養成暴食的習慣，就等於肉體這個國家被錯誤的政治治理。

第三章　生命的修煉

1 飯水分離陰陽飲食法的修煉過程

飯水分離飲食法從十七歲到九十歲以上，人人都能修煉，修煉的過程可區分為相當於準備修煉的前期七年，和相當於正式修煉的後期七年。

就如同喝奶的嬰兒，六個月後就要開始吃離乳食，人從二十四歲起也要像鎖緊鬆開的螺絲一樣，脫離二十三歲前盡情吃喝的飲食習慣，開始進行管理身體的飲食法。

當我們過了五十至六十歲，還繼續食用二十三歲前的食物，勢必會走向老化生病死亡之路。

前期七年是為了脫離這種飲食生活習慣，改善體質的準備期間，屬於為了正式修煉的前哨過程。準備過程做得好不好，會左右後期七年的成敗。徹底準備的人可縮短後期的修煉時間，準備不足的人則需要更長的時間和努力。

後期七年的過程是為了將我們的人體轉換為可適應長久歲月的靈長體質，其再次以三年半為基準區分為前期和後期。

在後期過程中，跟隨人體的陰陽變化嚴格實踐少食和離固食，就不是以死亡後的靈，而是用人體、心靈和精神保存的生命來享受神祕體驗。

七年的後期修煉過程結束時，就能從被動的自我中脫離，發掘可自行支配的主動自我，進入可享受永恆時間的神仙境界。

2 心靈的態度

在前後共十四年的飯水分離修煉中，前期的七年準備修煉階段是改善成為靈長體質的準備時間。這段期間內是否規律且徹底的訓練，並打下基礎，會左右轉變為第四階段體質的後期修煉的成敗。

「習慣是第二個天性」，從這句諺語當中，我們得知要脫離平時長久以來的飲食習慣，適應一日兩餐新的飲食習慣是多麼艱辛困難。然而相較於一日兩餐，甚至是一日一餐，更困難的是調整飲水的時間。

實際上一日兩餐或一日一餐的實踐，只要花一點時間適應，任誰都能毫無困難的持續下去。然而無法隨心所欲的飲用和社會生活有密切關係的茶、飲料、咖啡等，則需要更強大的忍耐。遵守飲水的時間固然微不足道，然而卻很重要。因此在修煉飯水分離飲食法之前，必須懷抱著比戒菸更強大的決心和意志力。

要經過刻苦的努力，才能從存活百年的第三階段體質進化為可存活千年以上的第四階段體質。有句韓國俗諺說：「珍珠三斗，成串才為寶」。生命的種子當中有神祕的能力，找出其中的奧妙是我們的任務也是我們的選擇。永恆的生命之光中蘊含著不變的真理。

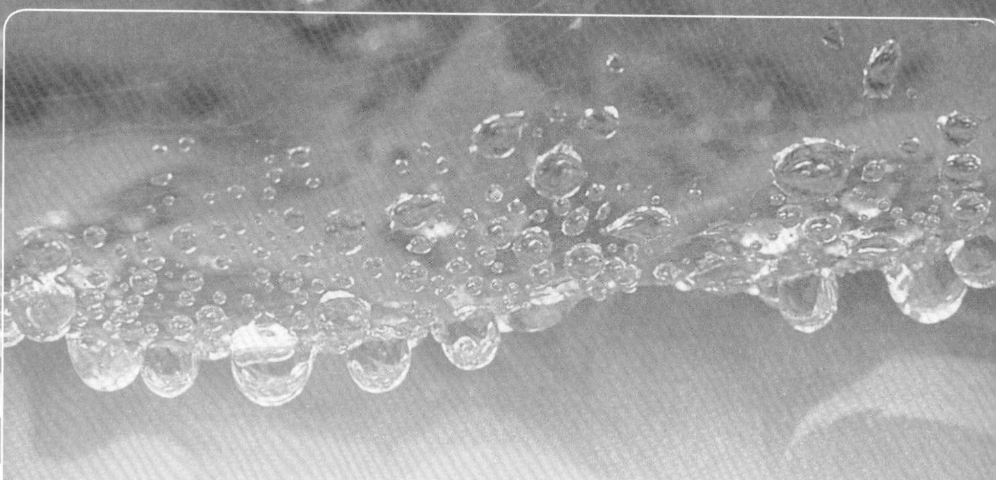

Part 2

飯水分離的前期飲食法

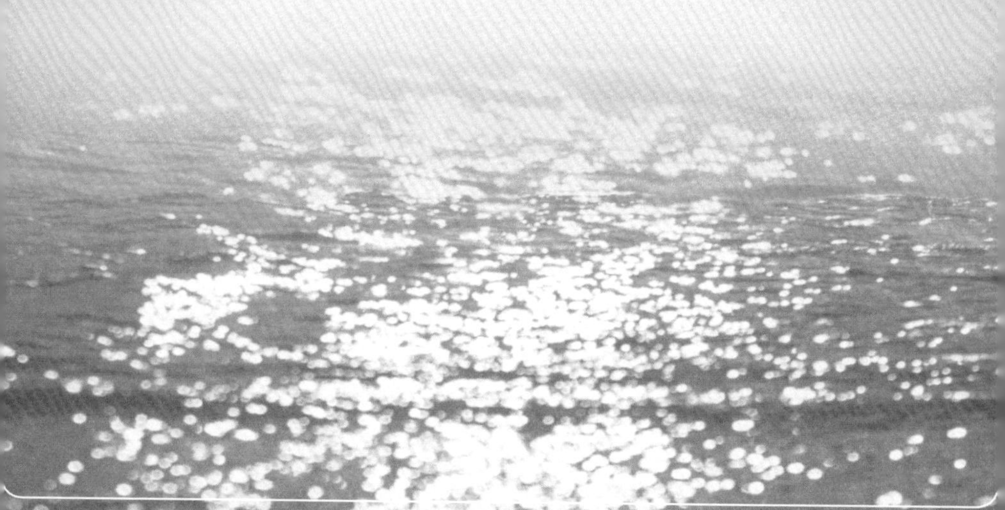

第一章　前期七年的過程

1 準備修煉的前期階段

準備修煉的前期七年內，應先依照平時的飲食習慣，維持一日三餐的方式，徹底遵守「餐前、餐後兩小時」的飲水時間。初期一日三餐修煉是要脫離無節制飲食習慣的基礎階段，不需要另行規定時間。

避開餐前、餐後飲水的習慣，便可從一日三餐減食為一日兩餐。此時已經設定好一日兩餐的修煉時間，嚴格的少食，該期間結束後再恢復至一日三餐，這樣就不會對身體造成傷害。當然飯水離固食的修煉期間內要隨時遵守飲水的時間。

如下列範例所示，將一日三餐和一日兩餐的週期逐漸拉長，這便是前期修煉的核心，藉由修煉來改變日常飲食習慣的生活本體。

①一日兩餐一個月，然後一日三餐一個月。
②一日兩餐兩個月，然後一日三餐兩個月。
③一日兩餐三個月，然後一日三餐三個月。
④一日兩餐四個月，然後一日三餐四個月。
⑤一日兩餐六個月，然後一日三餐六個月。

像這樣長期培養一日兩餐的習慣，即使少食，在社會上生活也不會有太大的阻礙。

我想再次強調一定要遵守飲水的時間，才能將細胞組織調整為一致，形成新的細胞，以發揮自行補充不足養分的作用。關於持續一日兩餐的時間要多久，應觀察自己的持續力是否衰退再制定。倘若氣韻衰退，請不要太過勉強，恢復一日三餐即可。

2 一日三餐飲食法

一日三餐是飯水分離的第一階段，也是整個修煉的開始。

保持平日一日三餐的飲食習慣，並遵守下列的事項：

① 用餐時以乾的食物為主，即使有湯和燉菜也只吃料。

② 不要過食。

③ 餐前、餐後兩小時內避免飲水。

④ 倘若忘記而錯過了喝水的時間，請等待至下次喝水的時間。

用餐時不飲水只吃乾的食物，餐後兩小時再飲水，相當於緩解細胞緊張，給細胞注入新活力的催化劑，也是忍苦的鍛鍊。

沒有湯湯水水，只吃乾的食物，剛開始會覺得難以下嚥、消化不良、胸悶，並伴隨各種不適感和抑鬱。

然而這也是孩子從母奶進入離乳食時必經的症狀。只吃乾的食物會有下列的效果：

①在強大的唾液腺作用下提升消化能力。

②促進胃液的分泌，讓攝取食物的養分完全吸收、消化。（用小狗做實驗，絕對不會吃飯水分離修煉者的糞便）

③乾的食物必須要細嚼慢嚥，這樣自然就不會過食。

④水不會停留在腸胃中，而會快速吸收。

⑤精神煥發，呼吸加深。

⑥自然治癒能力變強，宿疾好轉，也能抵抗外來細菌的入侵。

3 全世界的人都應該飯水分離的理由

東方人養成將湯和飯混在一起吃的飲食習慣，從現在起要改善這種生活。根據生命之法和身體之法，用餐途中不要飲水或喝湯，用餐後兩個小時再飲水才是正確的用餐法。倘若難以將湯類的食物從飯桌上拿掉，至少也要將泡在湯裡面吃的方式，改為只吃湯裡面的料。

西方人吃麵包之前先喝湯，這種習慣一定要改掉，才能讓食物變成預防百病的盾牌，徹底的發揮作用。

對照陰陽的原理，食物是火，水是陰。人類生存時水和火雖然是必須條件，但卻要使其各自發揮作用才有價值。火就該要旺盛的燃燒，水則要無障礙物，順行流動。然而水和火混合，就會變成自相殘殺。

遵循生命之法的人即使活到了八、九十歲，也不會出現老人的樣貌。反而到了此時以知識、肉體、財富的安定為基礎，才能開始真正的犧牲和實踐性的生命。

吃飯時和湯湯水水的東西一起吃，雖然很容易吞嚥，肚子內有飽足感，然而閉上嘴巴用鼻子深呼吸時，感覺和肚臍上方不同的是，肚臍下方（丹田）為虛，呼吸不太順暢。

將此時的感覺和吃乾的食物的感覺加以比較。在吃乾的食物不喝水的狀態下深呼吸，和先前相反，肚臍上方有虛的感覺，而肚臍下方的呼吸較深沉。飲食習慣和呼吸調整有密不可分的關係，這兩者符合理致，廢物不僅不會累積在體內，也能夠消除萬病。

吃乾的食物後兩小時喝水，根據不同的體質，有人二至三週會覺得肚子不舒服、消化不順暢，或是身體狀況變差，然而這是一段適應過程，只要熬過這段期間，所有的不適感都會消失，身體會變得更舒暢。換句話說，人體細胞將會像鬆脫的螺絲再次栓緊，只要把這個過程當作調整的過程中歷經的不適感即可。

另外腸胃有問題的人可能會有肚子痛的症狀，如果疼痛的症狀加劇到難以忍受的地步，可以在喝水的時間服用幾天的腸胃藥。這種症狀大部分只要在喝水的時間忍耐就會消失，請不要太在意。

喝水的時間可以放心喝水、咖啡或其他飲料。然而，健康有問題的人必須暫時不要喝太甜的飲料。剛開始會因補償心理喝下過多的水分，只要過了一個月喝水的慾望就不會太強烈，也有人二至三天才喝水。

不用擔心自己水喝得太少。食物中的水分就能充分進行陰陽循環。山羊和兔子也不是喜歡水的類型，牠們可說是不容易得到傳染病的代表性動物。

4 病人也沒有例外

①平時吃東西消化不良、胸口鬱悶或不舒服的人，只要吃乾飯，並遵守飲水的時間，五至十五天就會感到體內變舒暢了。

②平時只要吃東西就會立刻去上廁所，或是一天排便數次的人，只要實踐飯水分離，少吃生冷蔬果，就能在五至十五天內見效。

③初期癌症患者，要避免食用植物性油脂、肉類、魚貝類、含蜂蜜和糖的飲料，且避免注射營養劑、使用抗癌劑、禁行放射線治療等，並以素食為主，徹底實踐飯水分離的原則，就能康復。倘若要同時服用中醫或西醫建議的藥物，務必要在飲水的時間內吃藥。

④肝炎病人和癌症病人一樣，應採用素食為主的飲食，遵守飲水的時間服用藥物，症狀就不會惡化也會有好的成效。

⑤糖尿病初期的病人應以油脂不多的瘦肉為主，並務必遵守飲水的時間。糖尿

病患十之八九屬於富裕階層，如果只想按照原來的生活習慣，而且想靠醫生開的藥來治病，絕對無法根治。

⑥肺結核病人要避免食用肉類，以乾的食物為主，遵守飲水的時間服用藥物，十五至二十天內就會有神奇的效果。四十五年來我諮詢過無數的結核病病人，親身體驗到油膩的炒肉，對於肺結核病人是如同砒霜般的危險食物。倘若想吃肉，以生牛肉和生魚片代替油膩的炒肉。

⑦咳嗽、氣喘、支氣管、甲狀腺等支氣管系統異常的人實踐飯水分離，就會短時間內見效。但是最好避免食用蜂蜜、糖、油膩的食物和醋，服用藥物時一定要在飲水的時間服用。

⑧因其他疾病吃藥或是為了補氣吃補藥，也無例外，只能吃乾的食物，並在飲水時間服用藥物。

遵守吃乾的食物，兩個小時後飲水的法則，任誰都曾體驗到轉換期時的禁斷現象，此時只要忍耐症狀，身體一定會好轉，也才能發揮更厲害的藥效。

5 一日兩餐飲食法

一日兩餐可以和一日三餐交替，根據自己的體質每一個月或兩個月自由調整，盡可能將一日三餐和一日兩餐逐漸調整至一比二和一比三的比例。

不同於一日三餐，一日兩餐時可根據自己的情況，選擇中午、晚上兩餐或是早晚兩餐，然而本書建議早晚兩餐。

午餐—晚餐的一日兩餐飲食法

午餐—晚餐的一日兩餐一旦開始後，從早上到中午這段時間，不能進食任何食物，包括水、牛奶、雞蛋等。中午十二點以後吃午餐，只吃乾的食物，在吃午餐時不能飲水和喝湯，也要遵守吃完午餐二小時後的飲水時間。

從早上到中午不吃任何食物也不飲水，午飯時如果吃乾的食物，同時喝湯或吃水分過多的配菜，會引發飯後想睡的食睏症，並且會導致胃下垂，還會破壞人體的陰陽平衡。

吃晚飯時也一樣，最理想的是用餐後兩個小時喝水。然而在進行午－晚餐一日兩餐時，吃晚餐時偶爾可以喝湯，飲酒也無大礙。因為晚上六點以後人體處於「陰」的狀態，所以和水相生融合。但是若想提升飯水分離的效果，快速治療疾病，最好不要允許上述的例外。

雖然在忙碌的社會活動以及職場的人際關係中有許多不可抗拒的因素，但為了遵守午餐－晚餐的一日兩餐，從睡醒到中午十二點，只要能抵擋飲料誘惑，各位讀者的飯水分離就算成功了。如此一來，再也不用擔心飲酒造成的各種疾病，也能從各種慢性病當中完全解放。午餐－晚餐的一日兩餐，中午和晚上吃大地的氣韻，早上一餐則是天的氣韻，也就是氣食的概念。

早餐－晚餐的一日兩餐飲食法

早餐－晚餐的一日兩餐是前七年的準備修煉中要最專注的食療法，這是為了適應日後的後期七年的預備階段，接近形成靈長體質的捷徑。

在進行早餐—晚餐的一日兩餐時，重點是要明確的區分水和食物。將一天兩餐當作一種祈禱食，飲水時也不能喝得過熱或過冷，請調整成溫水飲用。

詳細的遵守事項如下：

- 早上六—八點吃早餐。
- 吃早餐時不飲水或喝湯。
- 早餐後到飲水時間之前不能喝水。
- 晚餐前不能吃任何食物、點心，也不能喝飲料。
- 下午五—七點吃晚餐。
- 吃晚餐時不要飲水或喝湯。
- 吃晚餐兩小時後到晚上十點前，這段時間可以隨意飲水。
- 不能吃蜂蜜、糖以及喝任何含有糖分的食物飲料。
- 不可吃豬肉和西瓜。
- 除了吃完晚餐後的飲水時間以外，無論有多渴，或是食物的誘惑都應擊退。

將飲水的時間限定為晚上，徹底的執行，這是為了配合陰陽的變化，調整細胞的活動。從一日三餐轉換為一日兩餐，就要用早餐一餐的氣韻度過一整天，因此從早餐後到晚餐前讓腸胃處於空腹狀態，就會活用體內的熱氣韻。倘若攝取其他點心或飲料，反而會讓空腹感加劇，體力極速下降，很難撐到晚餐時間。

然而從早餐後到晚餐前若能徹底遠離飲料和點心，肚子雖然有點餓，但是感覺不到空腹感，反而會覺得身體輕盈、精力充沛。

依靠體內不斷上升的熱氣韻度過一天，晚餐吃乾的食物，不飲水，且仔細的咀嚼，身體就會轉換成陰體質，並做好萬全的準備接受水。因此吃完晚餐後兩小時到晚上十點前喝水，不會對腸胃造成負擔，陰陽均衡，才能完成將我們逐漸調整為靈長體質的任務。

用早餐—晚餐的一日兩餐嚴格鍛鍊，隱藏著的驚人生命種子才會顯露出本色。早餐—晚餐的一日兩餐，早上和晚上吃大地的氣韻，中午一餐則是天的氣韻，也就是氣食的概念。

6 一日兩餐修煉時人體的變化

一日兩餐與一日三餐飲食法有所不同，在進行一日兩餐飲食法時身體會出現很多變化，對於這些變化不必過於擔憂。

以下列舉可能會出現的變化：

① 由於進食量減少，一般二十天左右體重會下降一～五公斤，依體質之不同，有時甚至會出現體重減輕十公斤的情況。

② 尿液顏色呈現深且濁，有時帶有紅色。

③ 依體質之不同，有時會出現貧血、暈眩等症狀，身體的患部會覺得針刺一樣疼痛。

④ 兩星期左右的適應時間，會覺得非常口渴。

⑤ 相反的也有人的體質完全不覺得口渴。

如上所述，雖然在進行一日兩餐時身體會出現各種變化，但是這是身體根本改善過程中產生的變化，不用過於擔憂。只要稍微忍耐，再堅持十天左右，各種變化所帶來的痛苦就會消失。一般而言二十天後各種痛苦將完全消失，能體驗力量如泉湧般的神奇變化和自覺症狀。

以一般人的常識來看，一天只進餐兩次且不補充任何營養，理應會營養不足。然而飯水分離是根據人體的陰陽原理，產生新的細胞，改善成能夠由自身補充所需養分的體質，這是根據生命之法的原理，不影響既有的營養學說。

現代醫學是被動地對人體進行治療，而飯水分離是主動地預防和治療人體的疾病，從根本上改善體質，讓氣韻生生不息。

7 一日一餐飲食法

若能充分適應一日兩餐，一日一餐也不算太困難。對於終日忙碌的上班族而言，一日一餐飲食法可能有些勉強，但是由於之前階段性少食的修煉，所以一日一餐修煉起來會比想像中還要容易。

帶著輕鬆的心情，每天只吃一餐，利用兩餐節省下的時間來思考、活動，會感到前所未有的歡喜。

和一日兩餐時一樣，一日一餐一定要克服的難關就是美食的誘惑。要時刻銘記「美食比刀更可怕」，以堅毅的意志忍耐二～三週，我們的身體會比一日兩餐時的細胞再生功能更強，也不會覺得缺乏活力。自癒力不斷增強，可以保護身體不受疾病侵襲，成為強健的體質。

一日一餐飲食法應遵守的事項如下：

①早餐、午餐、其他飲料和點心全部都要避免，只吃晚餐。
②一定要有堅強的信念，努力不懈地實行。
③在晚上五點到七點之間吃晚餐，並且每次都在同一時間吃。
④晚飯時只吃乾的食物，並細嚼慢嚥。
⑤在吃完晚餐後兩小時到晚上十點前可以隨意喝水。
⑥不可以吃含蜂蜜、糖、豬肉的食物。

完成飯水分離飲食法修煉的前期七年過程，我們就能充分奠定讓身體轉換成第四階段靈長體質的基礎。靈長體質的改善只要用根據生命之法的飯水分離就能實現，修煉的過程雖然困難重重且漫長艱辛，然而請盡力完成。一日一餐，晚上一餐吃大地的氣韻，早上和中午則是天的氣韻，也就是氣食的概念。

8 製作離固食來食用

不管在前期或是後期，修煉飯水分離法的人最好吃離固食。離固食的字面涵義就是「脫離固體的食物」。

在母親的懷抱內喝母乳的孩子，想從發育體質進化為成長體質，一定要吃的東西稱之為離乳食品，相同的由成長體質改善成為靈長體質的過渡期，一定要吃的正式食物，就是離固食。

離固食是為了方便持續飯水分離的飲食習慣，由我設計的輔助食品，可以在吃飯前吃，或是當作代餐食用。對於依循飯水分離原理的人而言，能帶來健康效果，我和有重病的病人諮詢時，會勸他們吃離固食。服用六個月到一年以上，任何人都能感受到明顯的差異。

離固食的製作法如下：

①用等量的小麥、大麥、大豆、紅豆、燕麥磨成粉，接下來像揉麵條一樣，把它們揉好放進煎鍋裡面烤。離固食在餐前食用，食用後可接著用餐。倘若想當成代餐食用，一餐約吃四十至一百公克左右。

②如果想要添加其他的營養素，亦可混合玄米、黑豆、昆布、明日葉、山藥、紅蘿蔔、菠菜、香菇、海帶、黑芝麻、香蕉等。出差或海外旅行時也能食用，每餐約吃四十至六十公克左右。

第二章　錯誤的飯水文化

1 應在晚上才喝水

天地萬物的生死禍福都是由陰陽氣左右。陰陽是五行相生和五行相剋的理論，支配著無垠的宇宙。

陰的時間是指晚上，在金、木、水、火、土五行中屬水。陽的時間是指白天，在五行中屬火。因此人體的細胞根據晝夜的變化，依序接受陽氣韻和陰氣韻之支配活動。

也就是說，白天陽氣韻產生火氣韻，讓細胞活動旺盛，晚上產生水氣韻，澆熄火氣韻鎮定細胞。因此我們的身體產生火氣韻的時間是晚上十二點到白天十二點，產生水氣韻的時間是白天十二點到晚上十二點。

原則上晚上十二點到白天十二點絕對不能飲水或喝湯，也不要游泳和洗澡，盡可能養成吃乾的食物的習慣。然而白天十二點到晚上十二點是陰的時間，除了吃乾的食物的前後兩小時外，都可盡情的飲水。晚上六點吃晚餐，在陰氣韻最旺盛的晚上八至十點攝取水分會更好。

過了中午，用餐前後避免攝取水分，因為乾的食物本身是火氣韻，在充分吸收之前水氣韻進入後會引起不完全燃燒，反而會導致體內的老廢物質累積。

相同的，酒最好也是利用晚上的時間飲用，若想確認飯水分離的效果，可親自實驗看看。喝酒的隔天，從清晨到中午之間不吃不喝。中午後吃乾的食物，兩個小時後再飲水，不僅不會有任何不適，身體還會變得更輕盈。

在火氣韻旺盛的陽時間遠離水分，炙熱的熱氣會清除體內的老廢物質，使精氣旺盛，活力源源不絕。然而飲水時會澆熄火氣韻，產生水剋火的相剋現象。舉例來說會出現全身無力，伴隨著疲倦、食睏症、倦怠感，提不起勁來，體力也會衰退。

因此飯水分離中，在陽的時間不飲用任何水分，也盡量不要洗澡，因為洗澡時會透過肌膚吸收水分。只在陰的時間飲水，不過也應在晚餐後兩小時。

檢視每個字都有深遠涵義的漢字，「液」這個字是由代表水「三點水（氵）」和代表晚上的「夜」字所組成。晝和夜，陰與陽，食物與水，都應根據五行相生的道理合而為一，由此可得知古人的智慧和聰明。

2 湯水飲食文化的誘惑

觀察韓國的傳統飲食文化，從御用宮中食物到庶民的普通飲食，全部都以湯食物為主。因此若不發揮堅忍的耐心就無法克服長時間的湯和鍋的誘惑。

然而只要下定決心實踐飯水分離，人生的方向就會從死亡走向長生，用母親逼嬰兒離乳的心情徹底的斷絕濕的食物文化吧！

為了讓熟悉母乳的嬰兒離乳，母親會在乳房上抹上苦藥。然而我們已是成人，只能仰賴自我鞭策，需要更強烈的意志力。「真是的，人生在世還能活多久，想吃的東西都不能吃……」，如果這樣自暴自棄絕對無法走向長生之路。

太空船為了進入宇宙，需要戰勝重力和大氣圈的強大壓力。同樣的道理，人類為了突破數千年來羈絆著我們的百年天壽的障礙，一定要施展出太空船的耐力。因為在社會上生活，免不了會有同學聚餐、婚禮、公司聚餐等聚會，要在這時遠離美食的誘惑，實在相當困難。如果我們不理會營養的攝取，體內便不會累積老廢物質，可是一般人在美食的勸誘下，十之八九會食指大動。

然而根據已實踐者的分享，戒掉濕的食物比戒菸容易。覺得戰勝誘惑太麻煩的人，請自行制定期間，在該期間內不吃濕的食物，之後再恢復正常。用這種方式開始，採用逐漸提升強度慢慢適應的方法。反覆嘗試後就會在不知不覺間發覺擁有跟隨生命之法的自信。

我想再次強調，水和其他飲料最好在晚上飲用，並養成不要在餐前和餐後飲水的習慣。午餐和晚餐之間簡單的潤潤喉即可，待六點吃完晚餐後兩小時，從八點到十點充分的飲水。此時陰氣韻最旺盛，我們的身體也會成為完全陰體質的狀態。

相反的，陽氣韻旺盛的晚上十二點至中午十二點，我們的身體是呈現陽體質狀態，這時絕對不要飲用飲料。水、咖啡、茶、果汁或其他的任何飲料都一樣。

在陰體質的時間飲水，水分和人體的陰氣相生，有利活化所有機能，點燃氣韻。但是倘若在陽體質的時間飲水，旺盛的火氣韻被冷水澆熄，相剋導致人體機能衰退，反而無法正常循環以發揮免疫作用。

想要種植蔬菜，就要避免在日正當中澆水，而要在陰涼的晚上澆水。包羅萬象的所有生命都受到陰陽氣的支配形成秩序。我們人類的身體也被陰陽氣的作用左右生死，根據生命之法實踐飯水分離，就能發揮超越想像的能力。

3 一週內消除便祕

便祕是萬病的根源，雖然是小病，但卻是健康之本。地球上的生物為了生存和繁衍下一代，第二階段的條件需要蛋白質、脂肪、碳水化合物的三大營養素，第一階段的條件則是要進食、呼吸和排泄。

在此首先要告訴大家如何應用飯水分離的原理來輕鬆消除這些讓許多人感到不適的便祕。體內的廢物和毒素若能透過糞便排出，實際上就等於具有吃了不老仙丹的效果。這裡不需要任何藥物和金錢，僅僅需要遠離美食誘惑的意志力。

第一階段治療（第一天）

第一天從早上到晚上五點不能吃任何食物，也不能喝水。下午五點吃晚餐時只吃乾的食物和菜餚，不能喝湯或喝水。過兩個小時後飲水。此時到晚上十點之前可以隨意喝水，但是第一天建議不要飲水過多。

第二階段治療（第二～七天）

第二天起採用早晚兩餐，絕對不能吃濕的食物，只吃乾的食物和菜餚。只在晚餐後兩小時到晚上十點飲水。尤其是吃完早餐後絕對不要喝水。

餐後只要忍耐一個小時，口渴的症狀就會消失，剛開始需要忍耐，快速的吃晚餐後提前飲水的時間，能讓心情舒暢。持續下去最快二～三天、最慢五～六天內痛苦的便祕就會消失無蹤。

有些人進行幾天後沒有感到什麼變化，這是體質的緣故。這時，請改為吃完晚飯一小時後飲水。便祕消除後請恢復正常，吃完飯兩小時後飲水。

無法實行一日兩餐的人，就算只能用一日三餐，也一定要嚴格遵守「餐後兩小時」飲水的方法。雖然好轉的速度會比嚴格的按照上述方法的人來得慢，不過還是會有明顯的功效。

4 吃撐肚子，不是美德

有句笑話說：「法國人用鼻子吃東西，日本人用眼睛吃東西，韓國人則用嘴巴吃東西。」重視味道、香味的法國人，重視好看外表的日本人，以及計較食物分量的韓國人，這是用來比較各國的飲食習慣。

不曉得是否是這樣，法國人以長時間享用餐點聞名，日本人喜愛將少量美麗的食物擺上餐桌。那麼，韓國人呢？韓國人普遍認為將餐桌擺得滿滿的，勸別人多吃一點，吃到肚子撐才是美德。

然而由健康的層面來看，三個國家之中以日本男性最長壽，平均壽命為七十九歲。這雖然是醫療和福利制度下的結果，然而我認為這要歸功於節制的飲食文化。

有句名言說「美食比刀更可怕」。好的食物會造成暴食。就如同下了太多雨不會帶來豐年，吃了太多營養豐富的食物不會轉變成血，而會變成贅肉。少吃一點減少腸胃負擔，提升消化能力。少食可幫助氣血循環和排泄功能，可防止體內氣體和廢物堆積。

身體變輕盈，頭腦清晰，身心舒暢，促進身體活命，產生新細胞，自然就會形成健康長壽的體質。

飯水分離是建立在成就長壽體質的少食原理上，更甚之，是符合陰陽法則的最頂尖食療法。有很多人明知少食對身體有益，然而卻在減少食量、氣韻衰退後中途放棄。實際上，採用飯水分離少食，反而會讓人變得年輕、精力旺盛。

第三章　管理飲食

1 不老仙丹的吃法

提到不老仙丹就讓人聯想到中國秦始皇的傳說。然而不僅僅只有秦始皇四處尋找不老仙丹，世界上的所有人都迫切想得到不老仙丹，現代人的想法也跟他沒有兩樣。然而不老仙丹真的存在嗎?到底要去哪裡找?長什麼樣子?該如何取得?數千年來我們都找不到答案。

其實不老仙丹離我們並不遠。倘若能將飲食習慣配合人體的陰陽調和，我們每天吃喝的食物就會變成不老仙丹。跟實踐飯水分離的人打招呼時「你吃飽了嗎？」的問候語，就等於「你吃過不老仙丹了嗎？」

二十三歲後開始少食，飲食習慣調整為一日兩餐是防止人體細胞老化的唯一道路。若不這樣做，我們的身體在百年內就會變成消耗品，相較於永恆的時間，它將淪落為用過即丟的一次性用品，這無疑是自殺的行為。

我懷抱著求仁得仁的心情，在鬼門關徘徊後終於找到飯水分離的不老仙丹。並懷抱著至誠將辛苦取得的東西和眾人分享。

不遵守生命之法，就會成為罪人，接受死刑宣判活在死亡的恐懼之中；遵守生命之法，就能在身心舒適下過著自由自在的生活。此時看世界的角度也就不同了。舉例來說，我們的人生能延長兩三倍，就能將八十公里的速度降低為四十公里，毫無危險的抵達目的地。

是否該拋棄庸庸碌碌、匆匆忙忙所度過的八十載人生，仔細思考我們的存在；究竟是要短暫的發光發亮後消失，還是吃飯水分離不老仙丹，這個選擇由各位自行決定。

2 斷食和禁食

一般很容易將斷食和禁食的概念搞混，斷食不僅不能吃食物，連水都不能喝；禁食是可以喝水但不吃東西。

總之，這兩者和改變食物種類的其他食療法不同，是完全禁止吃東西的一種自我修煉，在短暫的期間內凝聚身心靈，找回健康的精神力修煉。因此接受專家指導，嚴格實踐斷食和禁食，在健康上可看出許多成效。

然而，飯水分離陰陽飲食法最重要的不在於斷食和禁食的時期，而是之後的飲食調整。有關斷食、禁食後的注意事項詳述如下：

斷食後

進行不吃食物、不喝一滴水的斷食，胃會是空的。以往坊間的慣例是斷食後，為了減少胃的負擔，會從粥或果汁等柔軟的食物開始少量進食，再慢慢恢復為一般飲食。然而這種攝取方式反而會對健康造成不好的影響。

因為連一滴水都沒喝，在斷食期間身體就像加熱的鍋子一樣變成陽性體質，斷食後的狀態下吃濕的食物，如粥或各種果汁，體內產生的火氣就會突然因為水而熄滅，產生相剋現象，導致氣被削弱，減弱身體活命。斷食後反而精神衰退、手腳無力，並有營養失調的後遺症，除此之外還會產生各種後遺症，如果沒有完全康復，就會接連不斷的復發。

為了健康斷食，卻執行錯誤飲食反而會有損健康。如果根據飯水分離的原理，斷食後吃乾的食物取代濕的食物，充分咀嚼後吞下，可以達到養生的效果。水或果汁等，再稍加忍耐兩個小時後即可飲用。

一般而言，許多人會質疑斷食後立刻吃乾的食物是否會對胃造成負擔，關於這一點請不用擔心。因為斷食讓體內產生陽氣的力量相當強大，就算吃乾的食物也能充分消化，並帶來活命的氣韻。

在此原則下，還有一件事一定要遵守，那就是斷食後在飲食調整的一週內，不要吃蜂蜜、糖等含有糖分的食物。

禁食後

禁食和斷食不同，雖然不吃東西但是喝水；禁食和斷食相反，禁食後絕對不能從乾的食物開始吃。禁食期間喝水不吃食物，會導致熱氣熄滅，造成陰陽失調的現象，腸胃無法發揮消化乾的食物的力量。

因此完成禁食後，最後一天二十四小時不喝水，實行一天的斷食，讓身體轉換成陽體質，之後吃乾的食物，兩個小時後再喝水，不需要花心思在食補上，身體就會自然而然的適應。

經常禁食或是長久以來禁食的人，會出現手腳無力、為失眠所苦等各種後遺症。這是因為禁食時喝水的時間也要符合生命之法，如果未遵循這個道理就會引發前述的現象。

因此進行健康的斷食或是宗教目的的斷食或禁食，一定要找具備專業知識的醫生，在正確的指導下實行，不可憑著一般的常識或片段的知識進行。

禁食和斷食的後遺症

禁食後產生的後遺症無法用任何藥物恢復，然而根據飯水分離的原理，嚴格執行三個月的一日兩餐食療法，所有後遺症就會不藥而癒。不僅如此，還能超越健康層面，引導至長壽的境界。

因此，斷食或禁食若能配合飯水分離的原則執行，就能產生驚人的神祕功效。還有，斷食和禁食時不要躺著，應不間斷的活動。

3 葷食和素食

重視健康的人一致推薦素食。強調天然食物的人當然這麼認為，現代科學的學者們則強調均衡的飲食，也建議多吃素食少吃葷食。

就如同煮肉湯的器皿需用化學洗劑才能清洗乾淨，吃葷食時體內需要比吃素時多出幾倍的勞動；相反的，吃素時血液的黏稠度是維持著乾淨的狀態。

新鮮的血液製造新鮮的細胞，新鮮的細胞維持活力與健康。然而，飯水分離並不介意葷食或素食。不論葷素，其實一般以濕的食物為主的飲食會造成陰陽失調和血液循環的障礙。

倘若沒有罹患重病，就不要侷限食物的種類。只要將飲水的時間訂為飯後兩小時，就能遠離混濁食物的弊害；只要我們的身體能徹底發揮功能，就能產生不亞於化學洗劑的消化液，將油脂清洗得乾乾淨淨；只要遵守飯水分離的飲食法，我們就能脫離葷食有益健康還是素食有益健康的混亂爭論之中。

4 生食和熟食

生食並不意味著吃生的食物，而是意味著不吃任何鹽分。吃鹽就不能說是真正的生食；相反的即使是熟食，不添加鹽分的食物也和生食一樣。

原因是食物裡若含鹽，食物和鹽相生後會轉變為能量。吃無鹽的食物，就算是油膩的食物也會是虛弱的火，應視為陰的能量，即使吃生食，也要加鹽才會因相生作用產生陽的能量，這就是陰陽法則。

不吃鹽完全生食，雖然會神清氣爽身體變輕盈，但會導致生活當中的持久力和推動力降低，容易變懶散。這是因為生食能取得的能量有百分之七十是陰、只百分之三十是陽。生食時當然也要配合飲水的時間，而且要比熟食時更少喝水。熟食時會產生強烈的火氣韻，只要遵守飲水的時間即可；然而生食時火氣韻虛弱，為了讓火氣韻旺盛，因此要減少水分攝取。

實際上，吃生食時喝水的慾望會比熟食時來得低，不會飲用過多水分。不想喝水時，不管幾天最好順其自然不要喝水。

飯水分離不建議一定要生食。但是，提到生食時就會提醒大家調整飲水的必要性。

有許多人在生食和自然食的名義下，將各種穀物和自然醋烘乾製成粉末和顆粒，隨時泡水飲用，但這是錯誤的食用法。從此時起，應將這些東西製成麵團，在用餐時間食用會更有效。

想減少身體的負擔吃生食的人，務必要根據陰陽之法執行，才會有百倍的效果。

5 冰水和冷水擦澡

我們的祖先流傳了許多蘊含偉大智慧的民間療法。民間療法大致上可區分為治病之法和預防疾病之法，這兩者都是我們珍貴的財產，因此需要再評價。

然而我無法認同的一點是在早餐前空腹飲用冰水，從清晨起以冷水擦澡的療法。這些方法雖然會給身體暫時的刺激，恢復活力，然而由陰陽的觀點來看，這是完全違背法則的健康法。

人類的身體到了晚上，所有的器官都會進入休息狀態，從清晨四點起轉變為陽體質，並開始產生熱氣韻。此時飲用冷水會破壞熱氣韻，水剋火的相剋現象將導致體內的氣韻被澆熄。

在清晨或早上用冷水擦澡會造成冷氣韻下降、體內的熱氣韻向外排出的現象。因此，我並不建議此一健康法。

當然，用此方法四至五天會有刺激神經的短暫效果。然而隨著時間經過，身體會變沉重，手腳無力，經常覺得疲勞，最後變得毫無慾望。簡而言之，就是縮短生命的捷徑。

喜愛飲用冰水，或是一定要採用冷水擦澡療法的人，請選擇陰氣最旺盛的晚上六點後。水是包羅萬象的所有生命體存活的根本，也是龐大現象的根本，所以一定要配合陰陽的時制。

水和火就像陰與陽的實際現象。陰與陽根據晝夜變化，而根據該變化產生水火融合時，所有的生命體就不會停止或老化，其將產生新細胞，進一步改善成為靈長體質。這是飯水分離根本的原理，亦是生命之法陰陽相生的原理。

6 過飲和佐餐酒

喝酒是為了社會生活的交流，為了和親近的人分享心情必備的文化，也是生活的活力和快樂。

經常性的暴飲會造成肝臟和腸胃的負擔，讓健康惡化。酒進入體內後會加速血液循環，體熱散發出體外，因此，看似外部產生熱氣韻，其實是體內產生冷氣韻的作用。因此，喝酒的時間最好跟喝水的時間一樣挑選在晚上或深夜。

隔天清晨熱氣韻會逐漸上升，蓋過整晚盤踞的冷氣韻（酒氣韻），此時我們會感覺到強烈的口渴。一般人經常用冰水、蜂蜜水、飲料、醒酒湯等解渴消除宿醉，但是用這種方法反而會覺得疲憊不堪，頭部沉重，肚子也很不舒服。這種不舒服的症狀通常會累積一兩天，過了幾年就會造成胃下垂、肝臟疾病、高血壓和糖尿病等疾病。

飯水分離也有飲酒但不會失去健康的飲酒健康法。傷害健康的罪魁禍首並不是酒量，而是隔天的飯水失調。

首先要深刻體會，飲酒後的隔天早上大口大口喝下的蜂蜜水、飲料、醒酒湯等是多麼可怕的毒藥。無論喝什麼酒，不管喝了多少酒，到隔天下午一點前都不能吃東西，也不能飲水。

下午一點前不吃任何食物也不喝水的話，身體就會產生旺盛的熱氣韻，因水和酒變得鬆懈的細胞就會像螺絲被栓緊一樣，回復彈性。下午一點後吃乾的飯和乾的菜餚當午餐，餐後兩小時再喝水，就會完全感覺不到宿醉或是肚子不適。此時前夜的酒反而成了幫助血液循環的活泉，有益健康。

醫學界雖然表示喝酒後多喝水可稀釋酒精濃度，快速醒酒，然而用這種方式至少要三、四天不喝酒才能讓身體恢復正常。依照飯水分離的方法在隔天下午一點前忍耐飢渴，身體當天就能恢復正常。

倘若要喝酒時，請依照此方法實踐。平常喜歡喝酒的人，還有不適合喝酒，只要一喝酒隔天就覺得身體疲勞的人，採用此法比任何補藥都來得有效。

暴飲的情況亦相同。酒量好的人很容易在氣氛的引導下暴飲。經常性的暴飲會麻痺肝機能，有害健康。可是一個月一兩次暴飲，隔天採取後續措施，反而有益健康。

就像強烈颱風橫掃過海邊，將海底整個翻過來，徹底清掃海底一樣，強烈的酒氣可加速血液循環，排除全身累積的毒素，並將老廢物質排出，隨著排泄物排出體外，將體內清潔乾淨。

然而，此時一定要採用前述的方法，暴飲隔天的清晨到下午一點不能吃任何食物，同時一定要忍耐絕對不能飲用任何一滴水，這樣才能讓前天的暴飲成為健康的根基，倘若不配合陰陽的道理，就難以抵擋接踵而來的後遺症。

另一方面，有部分老人認為佐餐酒有益健康，然而這卻是讓身體變成被動體質且無力的原因。佐餐酒雖然有增加血液循環、增進食欲、幫助睡眠等功效，但這些功效暫時出現又隨即消失。過度依賴時會讓我們的身體無力，如此，我們的身體就難以改善成為能自行氣血循環的主動體質。此時對疾病的抵抗力也會變弱，到了老年期時還會罹患心臟麻痺或高血壓。

7 陰體質和陽體質

了解體質有助於預防疾病，也能輕鬆治療疾病。近來韓國流行李濟馬先生的四象體質和八象體質、五行體質、六氣體質等各種體質分類法。

然而這類的體質分類有許多障礙，相同的人根據不同的專家會被區分為少陰人或太陰人，這是因為判定基準不一。根據五行分類，臉長的木型體質根據木剋土的原理，脾臟和胃虛弱，然而與脾臟和胃有密不可分關係的經絡足太陰（土）和足陽明（金）完全不同，因此這個理論被批評為模糊不清的理論。本來體質就是一種理論，會根據眼睛看不見的心和感情，隨時因人體的生理現象改變，因此容易流於公式化的分類。

因此飯水分離將人的體質做簡單的分類。就如同地球上的五十六億人口大致上可區分為男性和女性，五十六億的體質也可區分為陰體質和陽體質。

陽體質的人攝取過多冰水、冰冷的蔬菜、水果等冷藏的食物也不會有任何大礙，然而陰體質的人就會感到不適。東方人有十分之一是陽體質，西方人則有十分之一是陰體質。因此，東方人採素食為主的飲食生活，西方人採葷食為主的飲食生活。

陽體質吃冰涼的食物，陰體質盡可能吃溫熱的食物，才會有益健康。倘若陰體質的人吃太多冰冷的食物，最後最好吃溫熱的食物。韓國人大部分屬陰體質，天氣熱或是口渴時飲用冰涼的飲料或是吃冰涼的水果後，倘若最後不吃溫熱的食物，累積許多後遺症就會帶來各種疾病。

飯水分離是不分陰體質或陽體質的生命之法。在此是為了幫助各位挑選適合的食物，才簡單說明陰體質和陽體質。

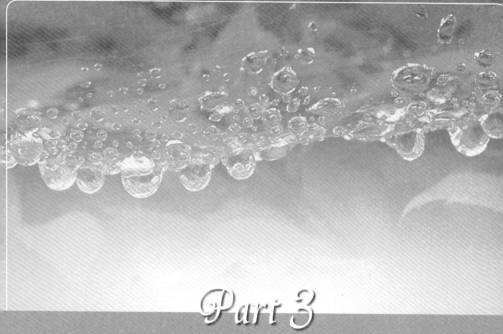

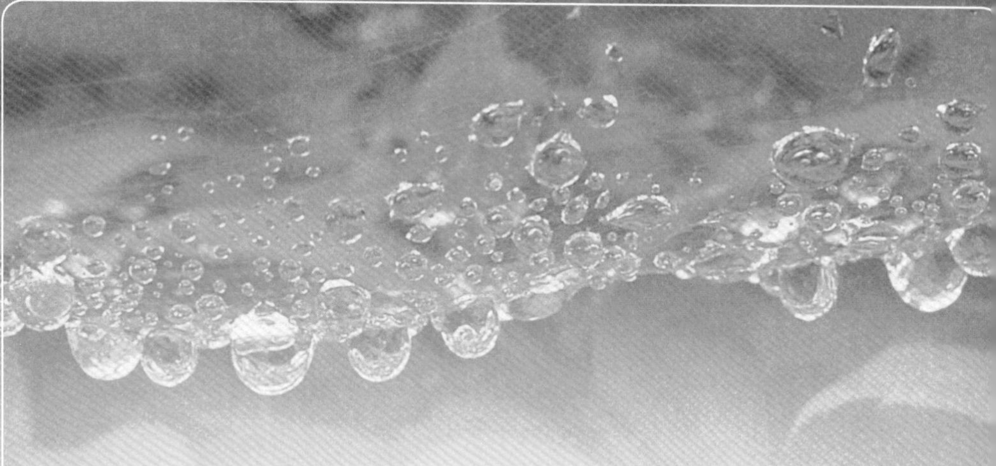

Part 3

飯水分離的後期飲食法

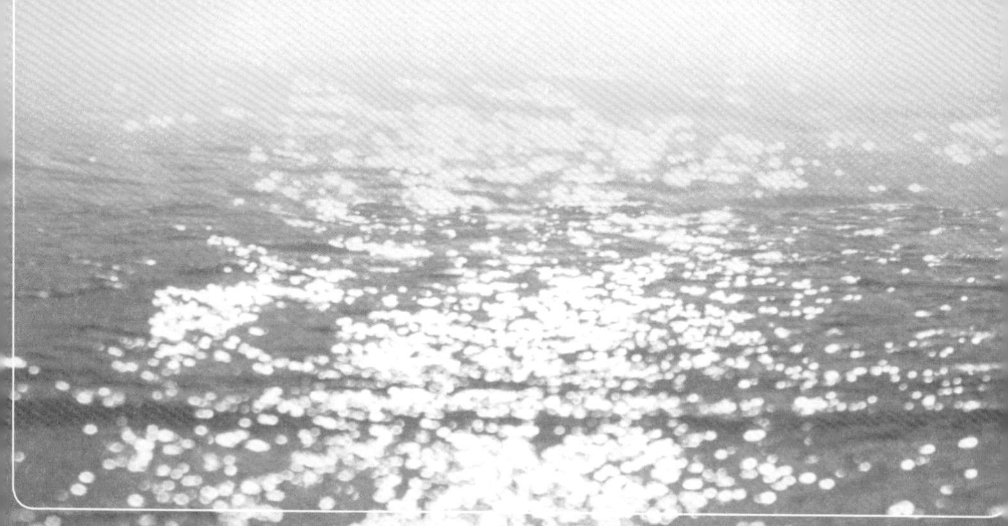

第一章　後期七年的過程

1 實質的正式修煉

生命之法的本體，飯水分離的實質後期七年就相當於挑戰人類生命有限性的正式修煉過程。透過後期過程，我們被賦予生命有限性的人體細胞和運作方式，可完全被改善為第四階段的靈長體質。

我的理論尚未被證實，對於一般人而言或許太過神祕虛幻，徹底完成前期七年準備過程的人，透過自行確認體質的變化，對於無限的可能性已經擁有相當程度的慧眼。利用動物進行科學實驗，我們人類最大的希望——長生不老的夢想，就不僅僅是夢想，極有可能會實現。

後期七年的過程和先前的歲月是全然不同層次的生活，可保持年輕和朝氣，設計為可延續百年、兩百年生命的時期。是可踏向生之大道的絕佳機會，懷抱著信念期待和確信，創意性的挑戰，最後必定能體會到前所未有的喜悅。

前期七年的過程配合修煉者本人的環境和喜好，來實踐飲食的調整，因此只需要短暫的適應期就能輕鬆完成。

然而，後期七年的過程以三年六個月為基準，再次區分為前半期和後半期，每個時期需要更嚴格的修煉，要以固定的食物、固定的分量，養成在精確的時間食用的規律飲食習慣。

這是根據已經制訂好的菜單逐漸減少食量的過程，逐漸斷絕身體從食物得到的氣，轉變為直接產生生命之氣循環的體質。這是為了得到嶄新的體質所進行的修煉，因此要配合規定的階段和時間來調整為少食，如此才能完成後期過程。

後期過程是擁有肉體的人類為了和靈性的卵子結合的修煉。過去七年的前期過程相當於朝著靈性的卵子前進的練習過程。

就像嬰兒離乳後改善為吃固體食物的體質，脫離固體食物轉變為攝取氣體食物，改善人類，這是飯水分離終極目標。我們人類只要發揮調整飲食的意志力，任誰都能以氣體食物存活，形成靈長體質。

生命之法就像九九乘法表一樣簡單。飯水分離是全體人類可以共同前進的永生之路。

2 各階段少食的變化

後期七年又區分為前半三年六個月和後半三年六個月。原因是後期過程實際上就像精子和卵子相遇後形成新生命的過程。

人體外的精子和卵子相遇，最長需要六十四小時。然而由精子細胞的層次來看，從產生到遇見卵子則需要等待三十二個月的漫長歲月。精子和卵子相遇後，形成一個完整的生命需要十個月的時間。

相同的，修煉飯水分離的人，靈性的精子和靈性的卵子相遇也需要三十二個月，靈性的精子和靈性的卵子結合形成靈體也需要十個月的時間。

將這些時間加總就是四十二個月，也就是三年六個月，這就是後期七年修煉的前半期過程。

以下詳述前半期的階段：

第一期六個月

後期七年修煉的前六個月是把五十％老化虛弱的細胞變成活力充沛的細胞的初級階段。此時所有細胞會停止老化。可聯想成嬰兒準備離乳的時期。

就像是對生命的有限性下戰帖，透過改善人體重複產生和消滅的細胞品質，從根本改善體質，奠定基礎的入門階段。

第二期六個月

第二期六個月是肉體的虛弱細胞九八％轉換為強大細胞的正式階段。這是阻止老化的細胞擁有強大力量的期間。可比喻為嬰兒完全離乳的階段。

第三期六個月

第三期六個月是擁有強大力量的細胞開始發動內在的成長機能，約有五〇％的細胞會變成生長細胞的過程。就像完成離乳的幼兒開始吃適合下一個階段的食物，慢慢成長為青少年的時期。

第四期六個月

第四期六個月是擁有強大力量的細胞，九八%以上完全轉換為生長細胞的過程。這可比喻為小孩從青少年時期進入青年期的時期。

第五期三個月

第五期三個月，肉體的所有細胞脫離老化，形成生長細胞後，充滿力量再次轉換成生產細胞的過程。就像長大的年輕人開始進入社會開闢自己天地的階段。

第四期前都是以六個月為單位，只要將食物減量就能順利的調整身體機能，從第五期開始，身體的恢復力和適應力提升，因此將少食的期間縮短為一半，即三個月也不會有大礙。

第六期七十五天，第七期七十五天（共五個月）

第六期和第七期過程共五個月的期間，人體的所有細胞完全轉換為生產細胞，自行進行自律性的作用。就像長大的年輕人在社會上賺錢、工作後儲蓄的時期。

這五個月的過程區分為前七十五天和後七十五天兩部分的原因是，前後期要吃的食物種類和份量都不同。

至今為止，各階段都要逐漸減少食物，因此這個過程當中要養成少食的飲食習慣。讓身體活動維持在最安定的狀態，體內的氣體和廢物都會被清除乾淨，並產生新生細胞。不僅如此白血球的力量亦會增強，無論任何病菌體入侵體內，都會被立即消滅。體內各個組織的活動力和控制力優異，逐漸進入超越現象的階段。

然而，靈性的精子和靈性的卵子相遇的最後五個月過程，會像被蠍子攻擊般，必須要忍受痛苦的時期。這是脫離永遠的死亡，成為靈長體質，進入達觀境界的最後關卡。

第八期十個月

第八期十個月是靈性的精子和靈性的卵子相遇形成靈體的過程。從此時起體內的六十兆細胞會自行呼吸，轉變為就算不用鼻子呼吸，也能度過二十天的體質。因為精子和卵子相遇後，會透過臍帶供給營養。

人體的所有細胞完全轉換成生產細胞後，就會產生自行散發能量的能力。也就是人體的生產細胞散發能量，將該氣韻傳達給他人，如將氣韻集中傳遞給病人，就能發揮讓重病或絕症的病人不藥而癒的神祕超能力。進而得到無法想像的靈性交流和預知能力，即進入得道的境界。

飯水分離的後期七年修煉中，完成前半期三年六個月（第八階段），身體會發出微弱人光，眼睛散發出光采，發現超能力，活力如泉水般源源不絕的湧出，成為持續生命力的狀態。

我們趕走死亡，開啟了通往永恆的神祕大門。然而，語言的表達很侷限，在尚未實踐前很難了解彼岸的世界。

3 超越彼岸

從第一階段到第八階段，根據陰陽的法則少食後，就算完成後期七年當中的三年六個月的前期。

接下來只剩下最後階段後期三年六個月的過程，這種無我的境界，任憑我再怎麼說明，聽起來都像漫畫般虛幻，因為這是深奧的靈性世界，時間還沒到，無法詳細的說明。

進入最後的三年六個月的過程，過了初期四十天改善成為靈體，人體就能自由自在的發揮超能力，得以目睹現今人類的感官無法想像的靈長體質。得到靈長體質的人，已是回歸到根本的位置，這時開始就是結束，結束就是開始，其得以展開新生命。

領悟生命之法，根據飯水分離，精確完成前後期共十四年的修煉後，人的細胞會發出白色的光芒，身體會散發出光采，心想事成，進入超越時間和空間的永恆世界，和空的次元合而為一，生命之光進入無限永恆的循環。

在此要強調一件事，進入無我的境界意味著陰陽氣完全合而為一，轉變為可自由運用的體質。因此如果運用氣作惡，肉體就會走向滅亡，運用氣行善，自然就能讓身體和心靈活命。

我想提醒各位讀者，就算你們認為靈長階段或是靈性等說法，是精神有問題的人說的話，對我而言無所謂，因為最重要的是，希望你們拋開偏見來實踐飯水分離，在下定決心後，病人根據病人的方式，健康的人根據健康的人的方式，大家都過著充滿活力的生活。

第二章　管理內心

1 身心平和，內外一體

有句話說：「強烈的慾望會帶來不幸。」不明白無病長壽的生命法則，無法脫離對於金錢、名譽與權力執著的人，就與遭秋風戲弄殘破搖曳的稻草人無異。

西山大師涅槃前留下的最後遺言，就指出了人類需索無度的慾望。

「千計萬思量，紅爐一點雪。」

千千萬萬種計謀與幻夢，都只是像在暖爐上被燒紅的那一片雪花罷了。

也就是說，所有為了賺取金錢的計劃、獲得名聲的付出以及爭取權力的謀略，都只是雞毛蒜皮的小事。從這句話裡也可以看出，唯有健康平安地生存下去，才是人生中無價的真理。

真實與賢明的人生，最接近生命法則。透過飯水分離的修煉，將體質改善成陰陽協調、順應天理的靈長體質，就不難發現所有偏離此道的野心與慾望，都只是莫大的虛幻而已。

順應身體陰陽並實踐少食，就能安定體內所有器官與細胞的生產活動，使其能力倍增，達到身心平和。另外也能帶來像湖水般清澈深遠的活力之泉，以及全新的生命。

回頭看看過去曾經短視近利、利慾薰心的模樣吧！只要回顧過去，相信每個人都會有「怎麼會執著那些虛幻又微不足道的小事，讓自己飽受煎熬呢？」這樣的感覺。同樣地，若能深刻明白這世間存在著超越百年之壽的生命，就必定會改變生活方式並得到堅定的意志。

透過減食調整，達到順暢的血液循環，聽到細胞規律地運作的聲音時，必能提昇並拓展視野與角度。

同時你會發現，上天創造的大自然與整個宇宙都屬於自己，而能進一步感受到它們都共存於你自己。我相信，藉由飯水分離的修煉，任何人都能更真實體會到群體生活的真理。

2 向五臟六腑懺悔

這裡所謂的懺悔，並非宗教層面上對於罪惡與錯誤的悔改，而是在飯水分離的理論中，向自己的身體器官進行懺悔。

例如，精神是總統，心是副總統，五臟六腑是各部會的長官，細胞則是國民；也就是我們的肉體可以比喻成一個國家。

倘若違法或作出脫離宗教規範的行為，就會藉由承受肉體外的苦楚接受懲處。然而過度暴飲暴食毫無節制的飲食習慣，則是對自己的身體犯罪。相較於懺悔肉體外的罪行，更需要對自己的身體敬以數倍的誠意來祈求諒解。

我以飯水分離創始者的身分，在此先行代表全人類向自己進行懺悔。

第一，給腸胃與脾臟

我的腸胃！

我這無知的人類由於自制力薄弱，無法忍受美味與食慾的誘惑，無時無刻不過度飲食，不知造成您多麼巨大的負擔，對您犯下了大錯。

但如今我已知曉生命法則，決心按照法度規範將進食與飲水時間分開，願您現在開始更奮力地分泌消化液，或是即使我食用了不良食品或致癌物質，也請您發揮殺菌力，完全清潔我的身體。

第二，給肺臟與大腸

我的肺臟！

我這愚鈍的人類被食慾蒙蔽了雙眼，不知節制地恣意飲食，讓您毫無休息的餘地，不僅加重了腸胃的負擔，還讓您不斷被迫向五臟六腑與各細胞輸送氧氣，您想必非常地辛苦吧！

但如今我已決心確實遵守生命法則，注重進食與飲水的時間，過著自制的生活，願您更仔細地將氧氣輸送到各個細胞。

第三，給腎臟與膀胱

我公平的腎臟！

將我食用的所有東西產生的毒物與不良物質，細心地全數淨化，並使其能夠正常排泄，您想必無比地辛勞吧！

我這低劣的人類遺忘了您的辛勞，不分青紅皂白地吃下許多既鹹又辣又刺激的食物。但如今我已決心實踐節制的飲食生活，確實施行飲食規律，願您將我體內所有累積在角落的有毒物質一一清除乾淨。

第四，給肝臟與胰臟

代表著沉默與慈悲的肝臟！

我這卑微的人類，總是無視於安靜地承擔重大任務的您，胡亂食用聽說有益健康的補藥與高蛋白食物，甚至還豪飲了許多酒，不斷忙於清血解毒的您，該是多麼地委屈與疲憊呢？

但如今我已決心實行飯水分離，該吃的時候才吃，該喝的時候才喝，利用空腹時間讓您充分地進行酒食的解毒工作，願您就此不再勞累。

第五，給心臟與小腸

充滿關愛的心臟！

我這愚昧的人類，以為只要不挑食就是健康養生，因而食用了許多高蛋白食品與肉類等脂肪，不僅讓血液變得混濁，更讓血管逐漸變得狹窄而面臨危機。要不斷淨化長達十公里長的血管中的血液，您該是多麼地精疲力竭呢？

但如今我已拋棄毫無節制的飲食習慣，遵守飯水分離的理論，實行減食與順應陰陽的飲食生活，讓血液能保持純淨。願您將以往阻塞硬化的血管重新變得柔軟，並徹底清除依附於血管中的囤積物質，使氣血循環得以暢通無阻。

第六，給細胞們

分布在人體各處，數量超過數十兆，如同國民般的細胞們！

我仗著營養學說與味覺，讓我的肚子總是裝得滿滿的，使得新鮮的氧氣無法及時送達，您肯定是非常飢餓難耐吧？

國民般的細胞們啊！現在我終於明白自己犯了多麼嚴重的錯誤。

如今我已拋棄只想把肚子填滿的飲食習慣，願意遵守生命法則，讓所有的食物都在適當的時間進入體內，願您暢快地吸取充分供給的優質氧氣，過著滿足且充滿活力的生活，即使有任何可惡的疾病或毒物入侵，也請您奮力阻擋，永遠守護著我。

第七，給五臟六腑與細胞們

五臟六腑與細胞們！

請您原諒我是個多麼愚昧又無知的人類，即使看了、聽了也無法領悟。請您原諒我是個多麼缺乏自制力又多麼不懂事的人類，無法體會配合陰陽變化來進行減食的真理，只要是美味有營養的食物，我就認為是對健康人生有益的東西，完全不分辨進食時間與時段，就這樣過著隨意飲食的生活。

我將會跟隨生命法則並實踐飯水分離，拋棄舊有隨意飲食的習慣，徹底區分進食與飲水的時間與時段。對於過去毫無節制的暴飲暴食誠心懺悔，並確切改正。

我終於明白，所謂的進食與飲水，都只是為了五臟六腑與所有細胞所進行的動作。

我終於明白，所謂的人生並非短暫出現並隨即消失，而是運用永恆的生命之光創造全新生命細胞，並在生命法則內永遠閃耀著光芒。

我終於明白，將飯與水分開食用，二十三歲後不依據營養學說，盡可能減食為一天兩餐，努力調整心態，正是對自己的心靈與肉體所做的最正確選擇，甚至是青春、活力、健康與歡喜的來源。

3 將生命的奧妙帶入自己的人生

如果在固定的時間用餐，有助於消化機能提昇，且有益健康，這是大家都贊同的常識。但在這競爭激烈的社會，總是不斷發生無法固定時間用餐的情況。在無法規律用餐的情況下，很容易會產生腸胃疾病或神經性腸胃病。

然而以飯水分離的角度來看，無論再怎麼定時用餐，目前的飲食生活與文化都無法讓人類變得健康。

這是因為適合二十三歲前成長體質的飲食習慣，到了二十四歲就必定要改變。但我們缺乏這種觀念，一味地相信營養學說與味覺的誘惑，導致我們不斷過著充滿疾病與老化的生活。

由於成長體質時期是身體持續成長的時期，細胞也需要漸漸地延伸運作。但是成長階段結束後，細胞們就像汽車的零件一樣，需要栓緊、上油等持續保養，才能維持長時間健康的運作。這就是飯水分離的核心原理，更是我為大眾釋出的生命奧妙。

將這項生命奧妙帶入自己的人生當中，並開啟全新的世代吧！雖然每個人的環境與條件不盡相同，但只要堅定意志，就能找到飯水分離的實踐之道。

①老人首先要脫離不能防止老化的固定觀念。以吃不老仙丹的心情，根據飯水分離的原理進行早晚一日兩餐的修煉。運用七、八十年來累積的才能、經驗和知識，使之成為社會的活力。

②身體勞動者比坐辦公室的精神勞動者需要攝取更多的食物。因此大部分的人除了一日三餐外還要吃點心和宵夜，一天的用餐次數是四至五次。然而飯水分離的一日三餐當中，除了三餐外不吃點心和宵夜。吃得多看似能產生更多氣韻，其實反而是腸胃沒有休息的時間，體內生物節律失常，無法徹底消化吸收攝取的食物。因此一天三餐吃乾的食物，休息時，充分飲用水或小米酒等飲料，修煉飯水分離，這樣一來身體勞動反而會變成錦上添花的運動，對於維持身體健康有加倍的功效。

③考生最重要的是保持可專注讀書的狀態。用餐調整為午晚兩餐的一日兩餐，水和飲料等一定要配合飲水時間喝。早睡早起，清晨是最適合讀書的時間；如果要讀書讀到很晚，吃完晚飯後就不要喝水和飲料，如此才能提升專注力。絕對不要吃宵夜和點心。肚子餓時將肚子餓當成一種快樂，專注在讀書，就會發現在肚子餓的狀態下讀書，學習效果更好。晚上要讀書時，採用熱水泡腳的足浴法，浸泡二十至三十分鐘以上，之後再進入書房看書。但是有低血壓症狀時嚴禁足浴。

4 請盡量不要進行開刀手術

近來手術已經太過日常化了。無論是癌細胞，或是小小的膿瘡都使用手術治療。有些醫生只要看到一點難產的跡象，就會採用剖腹手術，而逐漸形成一種流行。當然如果是緊急情況，一定要動手術，但是多半都不是緊急情況。

根據最近的新聞報導，大型綜合醫院越來越受到人們歡迎，而私人診所有逐漸減少的趨勢。大家只要感冒就到大型綜合醫院報到，而不去私人診所，造成社區診所無立足之地。

這是由於大型綜合醫院經費充足，擁有各種先進的醫療設備，而私人診所則礙於經費的緣故，無法擁有這些設備，因此大家都去大型綜合醫院。然而大型綜合醫院為了從病人身上賺取大量費用，往往會勸導患者用手術治療，這便演變成了嚴重的問題。

生命法則建議盡量不要進行開刀手術。因為動手術將給組織帶來損傷，同時還要花大筆醫藥費。

治癒了胃卻損壞了肝，治癒了肝又損壞了腎，如此惡性循環下去。如果切除臟器的一部分，漸漸地將會有其他異物填補去除的部分，而造成血管受阻，血液循環不順暢。

人體有強大的自我治療能力，正如白晝到來黑夜就會消失一樣，只要我們人體的自我治療能力強大，就可以克服各種疾病。

自我治療能力可以治療肺癌、糖尿病等各種疾病。前面也多次提到氣血循環不暢是引起百病的原因。如果體內任何一個部位氣血循環不暢或供氧不足，就會導致廢物堆積，引起疾病。手術治療會破壞氧氣的供給，減弱自我治療的能力。

5 富人和窮人

每個人都想成為富人。現在也有許多人正為了成為富者而奔波。然而一般提到富人，都只會想到擁有很多財富的人；反之，窮人就是沒有財富的人。

不過這只是表面上的說法，以內在來看，遵照法則進行用餐與飲水的人，才能稱得上是富人。即使財富再怎麼雄厚，只要隨時恣意飲食，讓細胞因為缺乏氧氣死去，進而喪失健康的話，堆積如山的金銀財寶也可能在一夕之間花費殆盡。

即使身無分文，只要遵照法則用餐與飲水，養成健康習慣，使細胞能自行生產不足的養分，根本改善細胞體質的話，就再也無需羨慕任何榮華富貴。

實踐生命法則與規律飲食習慣的人，正可謂是真正的富人。而擁有雄厚財富，但過著毫無節制飲食生活的人，即使外表家財萬貫，內在卻只是個貧乏的人。

世間所有的人都憧憬富者生活，終其一生都在追尋金錢。接著好不容易過著富足的日子，卻被無知的飲食習慣所產生的疾病纏身，並為了治病又把金錢花掉。如此被金錢所蒙蔽，又為金錢所苦的人生，不是非常貧乏嗎？

無論是富者還是窮人，不都是一天吃三餐嗎？既然如此，若能過著規律的飲食生活，同時又可以過著正常的社會生活，就是最富裕的人。

6 從客觀的觀念到主觀的觀念

一天喝一千五百到二千CC的水，一天必須攝取二千八百到三千卡路里的食物等，這些時下的飲食文化，都是依據營養學說而來的。因此大家都不在意當下的時間，只要找到進食的機會，就會想辦法吃得更好。這種客觀性的生活觀念占據了所有人的生活。

無論是實行飯水分離中的一天三餐、兩餐或一餐，只要徹底調整飲食習慣，就會產生體重急速下降、肥胖紋以及外貌衰老等情形。

這時候家人與親朋好友們就會異口同聲地勸阻，希望你立刻停止，但請勿跟隨這種客觀性的想法。抱持著「看起來只有皮包骨又怎樣？看起來衰老又怎樣？只要內心輕鬆、精神充沛、身心狀況良好就好了」的主觀意識，繼續實踐飯水分離吧！減輕的體重會重新恢復，皺紋會消失，氣色也會變得非常良好。

7 失敗時斷食

我們在日常生活中，總是忽略了身體內部，覺得只要外在的事物順心，一切就會獲得改善。但由於我們從未設想過內在的世界，無論是發生了悲傷或快樂的事，對於內在都是致命的傷害。因為只要有快樂的事情，我們就會暴飲暴食；有什麼悲傷的事情，我們也會暴飲暴食。

因此只要發生事業失敗或任何無法解決的複雜事情，難過到想要自殺的時候，就要抱持著為內在著想的心情，嘗試進行連一口水都不能喝的完全斷食吧！

通常只要進行四到五日，但也有人進行八到十二日。只要開始進行斷食，就會出現肌餓、口渴、反胃，以及任何不曾出現過的苦楚。而想要戰勝各式各樣苦楚的內心交戰，也會令想要自殺的心情無法再進行下去。斷食的痛苦與禁食的痛苦是無法比較的。

因此外在那些無法解決的事情，甚至想要自殺的意念，也會因為身體內部的痛苦而消失。當斷食結束並開始進食後，身體內部就會變得輕鬆，心情也變得穩定，更會浮現解決外在問題的智慧。甚至被債務所苦的人，內心也會變得自在。

如果一次的斷食依舊無法解決問題，就再試一次吧！絕對會找到答案。

8 真正的環境運動

目前無論是國際或社會上，均展開了拯救地球的環境運動，但大家卻不了解從根本拯救環境的意義，認為只要拯救外在環境就可以了。

基本上現在的飲食文化實在太過缺乏節制。飲食所產生的垃圾帶來極大的環境破壞與汙染。因此我認為，外在環境運動雖然相當重要，但只要做好內在環境運動，外在環境自然就會變得乾淨。因為只要改變飲食習慣，就能將目前的飲食垃圾減少至十分之一的程度。

現在除了要努力進行地球村的環境運動，更要努力實踐如同小宇宙般的身體內在的環境運動。所謂的內在環境運動，正是將飲食以時間作區隔分開食用。這樣一來，不僅氣血循環增強、血液變得清澈、體內變得乾淨、皮膚變得光滑、氣色變得紅潤，也能向其他人展現出美麗的面貌。

如果將我們的身體比喻成社區，就好像進行新社區改革一樣。如同大韓民國曾經靠著新社區改革獲得生活品質上的躍進，全人類都必須藉由身體的新社區改革，實踐拯救環境的根本運動。

拆除茅草屋、拓寬社區路
提升總所得、創造富家村
高品質家園、由我們守護

只要是三十歲以上的韓國人，一定對於這首新社區歌曲耳熟能詳。現在我把其中一部分改成：

拋棄暴飲食、拓寬血管路
增加新細胞、創造富家村
高品質家園、由意志守護

現在全人類都必須藉由身體的新社區運動，以根本進行內部的環境改革。只要內部環境變得乾淨，外部環境自然會獲得改善。

第一，若能不煮湯或火鍋，食材費用則只需三分之一

第二，減少食材殘渣，降低環境汙染

第三，洗碗水量減少

第四，拋棄營養學說後，生活費用降低

第五，節省許多時間

第六，身體更加健康，無需藥品或醫療開銷

9 職業不分貴賤

人們總是說職業不分貴賤，但實際上卻因為職業的貧富差距，以及人格的差別而有不同的觀感。另外人們也常說要「謙虛、低調」，但卻對於職業不分貴賤，以及謙虛、低調的概念一無所知。因此無論心中再怎麼想要謙虛、低調，卻依舊以職業來秤人的斤兩並改變自己的態度，也依舊倚恃著學歷而變得高傲與自滿。但若了解這個觀念的真諦，高傲與自滿也就消失了。

這個觀念其實很簡單。只要讀者在生活中懷抱著下列想法，就不會做出傲慢的舉動。

無論階級多高、學歷多高的人，都在擦皮鞋的人面前彎下腰吧！

為什麼？因為擦皮鞋這件事，那人比我專業多了。

在清潔工面前彎下腰吧。

為什麼?因為打掃這件事，那人比我專業多了。

在警衛面前彎下腰吧!

為什麼?因為警備這件事，那人比我專業多了。

雖然犯下竊盜與詐欺的人必須受到法律制裁，但也在他們面前謙虛地彎下腰吧!

為什麼?因為那些人讓我對於這種事更加警覺。在貧困的時候總是有逼不得已的事。

就像這樣，將世上所有的人都想得比自己高貴吧。因為有皮鞋匠，我的皮鞋才會乾淨;因為有清潔隊，街道才會乾淨;因為有打掃幫傭，家裡才會乾淨;因為有警衛，才能放心離開家裡;因為有部屬，才能有更高的位置。這正是所謂的職業不分貴賤。

人們擁有越高的學歷，照理應該更謙虛，但卻相反地讓學歷變成一種分水嶺，產生了驕傲與自滿並失去自我。不過在飲食方面，無論階級高低、成就高低、學歷高低、財富多寡，都完全沒有差別。

所有的人都只是為了一日三餐而努力，卻因為不懂得飲食法則隨時隨地飲食，仍然是一種由於權位主義與傲慢所導致的失去自我。

現在起，一日三餐都遵照法則進行吧！不僅會因此習得職業的珍貴、謙虛或是低姿態，整個世界也會變得美麗。那正是神所想要創造的世界，以及神所期望的世界。

10 吝嗇鬼和小偷

每個人賺了錢，最好都能繼續過著簡樸又精打細算的生活，但是，即使過著這樣的生活還是要懂得分辨用錢時機。若賺了錢卻不懂得運用，而成了吝嗇鬼，我敢說那還不如小偷。

有德的吝嗇鬼會一分一毫都斤斤計較，然後無私地捐助不幸的人。而連小偷都不如的吝嗇鬼，是在家捨不得打一通電話、捨不得浪費一滴水、捨不得梳洗用的水，卻去別人家中痛快地講電話，到澡堂去毫無節制地開著水龍頭的人。

讓我們來想想小偷所帶來的社會現象。小偷如果偷了一千萬元，這個遭竊的人家雖然很心痛，但卻得到了將來不被偷一億元的教訓。另外小偷偷到錢之後，首先應該會去喝酒作樂，這就讓酒吧老闆得以賺錢生存；喝完酒之後就會想到女人而來到聲色場所，這就讓出賣肉體的女人得以賺錢生存；最後被警察逮到之後，警察、檢察官、法官、律師還有獄官都得以生存。根據某個學者的說法，因犯罪而來的國家經濟占總體經濟的百分之十二。

所謂的貨幣，就是要不斷循環運用，社會流動才會正常，人們才能群體生存。也就是社會的氣血循環才能夠通順。若是不顧一切的只知道節省，這種吝嗇鬼也會因為體內循環不足而產生病痛。

自一九七九年開始至今四十年間，我曾諮詢過的病人中以癌症病患為多數。而大部分的病患性格，於公都是完全相同的人；也就是說，他們在公務上的事情與金錢往來，或是家務事等都非常會精打細算，但在私底下為他人付出方面卻與吝嗇的小氣鬼無異。倘若生活貧困，無力幫助別人，這是可以理解的，但我卻遇見許多即使很有錢，卻依然為了金錢而逐漸喪失生命的人。

家財萬貫的人的煩惱就是小偷，不過那種小偷只要給他錢，就不會留下任何傷害而離去。但是健康出問題時，若能為了幫助不幸之人而使用金錢，或許病痛就會好轉。

當我向這些人提出昂貴的處方箋時，能夠敞開心胸，以喜樂的心情接受處方的人都找回了健康；但即使很富有，卻無法拋棄吝嗇個性而敷衍了事的人，就無法看見治療的效果。因此我發現，若無法讓心情變得寬闊，百藥也無用，離固食也不會有效果。

實際上也有美國的富翁得了醫學上束手無策的病症後，因為幫助了許多人而得以不藥而癒的例子。被別人認為是不懂得回饋的吝嗇鬼，當不治之症找上門時，請參考這一段文章吧！

11 生活中的天堂

人們總是想要過舒適的生活，而且認為如果要過這種生活，就必須累積財富才行。然而，若想要獲得舒適的生活，比起經濟上的能力，更重要的是擁有知足常樂的心境。

貧困的時候覺得要有很多錢才能過好日子，但真的變得富有後，生活就變得更複雜，也沒有時間去檢視自我。覺得貧困而努力賺錢時，因為忙著賺錢而無暇檢視自我；賺了錢要拓展版圖時，則因為忙著公司的營運而無暇檢視自己。不僅如此，連跟家人一起輕鬆悠閒地吃飯的時間也變少了。

在知道我覺得一生中最幸福的時光是什麼時候之後，相信讀者們就會了解了。

當我住在臨時租來的小屋時，以為搬進年租的大房子就可以無憂無慮，所以拼命賺錢。然而搬進年租的大房子後，剛開始的確像得到全世界一樣感到非常幸福。不過這種感覺幾個月後就消失了。

因為過了不久房租就漲了，礙於搬家非常麻煩，所以就產生了想要買自己房子的念頭。從這時候起，心境變得十分複雜，慾望也更強烈了。於是非常努力地洽詢稅率、銀行融資，且買了房子之後，雖然說是屋主沒錯，但心情卻像長工一樣。無論是電器故障、水管阻塞、停水停電、暖氣失靈等，身為屋主該煩惱的事情實在不勝枚舉。

隨著時光流逝，終於得以休息時，就開始考慮買下一棟辦公大樓或什麼的當作養老策略，希望能靠收取租金過活。這樣才能買下好山好水的地方過好日子，還可以種種花草當運動，所以又開始為了拼命賺錢的慾望而跑遍大江南北。然而也不知道是不是我的福分只能擁有一間房子，還是因為慾望過大而受到神的懲罰，總之所有的財產都因為錯誤投資而化為烏有。

最後我又回到押金十萬，月租三萬的地下室小出租房間。即使現在想起來，也還是會無奈地苦笑。不僅妻子又哭又鬧又罵，就連平常往來頻繁的人也立刻斷了音訊，甚至親自拜訪時也不願相見。數年來累積的財產一夕之間散盡，再度回到令人聲聲嘆息的淒涼生活，就好像天崩地裂般的心情。但就在過了幾天，整理好心情之後，我才突然發現這種人們認為是一敗塗地的日子，才是真正的天堂。

因為想要賺很多錢的慾望消失了，煩惱的心情也跟著消失，也真正體會到無論錢賺多賺少，除了每天三餐、飲水、呼吸以外，任何東西都不屬於我。在狹小的房間內與孩子同蓋一條棉被，感受到家人所帶來的溫暖與幸福，我不由自主地流下感動的淚水。

只要一條抹布就能打掃全家，不需要花費太多力氣；從老家來了客人，即使無法請吃飯或替他們出車錢，也不會有人抱怨；即使開著門到處走，也不需要擔心遭小偷而心情平靜，我想再也沒有比這個天堂更舒適的地方了。

現在想想我失敗的原因，似乎是在考慮養老策略時發生的。明白了生命法則卻還想要強求優渥的退休生活，不得不走上失敗一途。

12 生活中的地獄

我有一位說話直來直往的同齡朋友。他總是說：

「如果你賺了錢，千萬不要做出租業。」

又尖銳又像標題的一句話。我問他為什麼，他說從事出租業的話，租不出去會煩惱，租出去也煩惱。租不出去時煩惱究竟何時可以租出去，租出去時煩惱租金能不能收得回來。而且出租業做雙重帳目，即使收不到租金也無法大聲嚷嚷。

我又問他什麼叫做雙重帳目？又為什麼不能大聲嚷嚷？於是他一五一十地告訴我實情。

「譬如說，押金一千萬而月租一百萬的話，向稅務所申報時就必須改成押金五百萬而月租五十萬。」

即使收不到租金也無法大聲嚷嚷的原因，正是怕對方檢舉申報不實。由於我不了解雙重帳目的確切內容，所以說了這句話。

「你是因為捨不得什麼才做雙重帳目，讓自己站不住腳呢？只要賺多少繳多少稅不就好了嗎？如果我像你一樣賺很多錢，我就會誠實納稅，過著安心的日子。」

聽到我的話後，他露出了無奈的表情。

「你這個人，別說這種話。那只是你不了解這個行業而已。一個月收到的租金就有一億，如果誠實納稅的話，要繳稅金之多可不是開玩笑的。」

我聽到光是租金就有一億時，吃驚地張大了嘴巴，不知道該說什麼。但我立刻就覺得原來他也只是個可憐的普羅大眾，而引發了惻隱之心。他很可能因為賺了很多錢讓別人羨慕，但在我眼中，他就像生活在地獄裡一樣。

他患有糖尿病、高血壓、心臟病與關節炎等綜合疾病，且因為藥物中毒每天三餐都食之無味，只得勉強自己進食。而且為了管理財產一刻不得閒。我懷著沉痛的心情對他說：「喂！如果有人問我，這世上有誰活在地獄裡，我一定會說是你。」結果他瞪大了眼睛問我到底在胡說八道什麼。

「你仔細聽我說的話。貧困的人吃米糠時，你可以吃排骨；貧困的人喝米酒時，你可以喝洋酒；貧困的人搭公車時，你可以搭高級轎車。但其實對你而言，排骨是毒藥、洋酒是毒酒，高級轎車也使你因為運動不足而讓再好的藥都失去效用。」

他感到無比震驚之餘，也問了我解決的辦法。當我叫他進行飯水分離的飲食調整法時，他卻說：「我死也做不到。如果沒有水，我連一口飯都吃不下。」而當場拒絕了。這時我更加覺得他非常可憐。

「你就聽我的話吧！聖經傳道書中說：太陽底下的所有人類中，最令人詬病的就是殘害自己身體的人。在我看來，你正是太陽底下最失敗的人。賺這麼多錢有什麼用呢？食物都沒能好好吃，只為了管理自己的財產費盡心思，連自己的健康都管不好。我覺得你真的是活在地獄裡的人。」

希望所有接觸飯水分離的人們，都能明白平凡的職場生活就是最大的幸福。

第三章　修煉的真諦

1 看得見的心和看不見的心

我在演講中曾遇過這樣的問題。

「聽完您的演講後，我了解陰陽飲食法似乎就是讓身體健康的最佳辦法。不過很可惜，您漏了一個部分。如果能再結合心的修煉，想必就能成為完整的修煉了。」

「您是進行心靈修煉的人嗎？」

「是。」

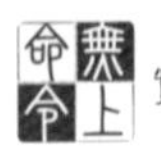

「您進行了幾年呢？」

「到今年為止，已經十二年了。」

那一瞬間，我突然感傷了起來。十二年來進行心靈修煉的人，不僅身材肥胖，氣色看起來也像是在荒郊野外過夜好幾天的人一樣。

我問他：「那麼您的心現在如何呢？」

「正是因為我不知道我的心如何，才會進行心靈修煉。」

「如果您都不了解自己的心，還有誰會了解呢？」

「……」

「但我卻能清楚地看見您的心。」

「我的心如何呢？」

聽到他充滿訝異的問題，他似乎以為我是具有透視或靈通之眼的人。

「請您現在開始仔細聽我說的話。」

他露出了緊張的表情。

我心想著「修煉心靈十二年的人怎麼會這樣呢……」又再次感傷了起來。但我不動聲色地慢慢說道：

「若想知道您的心，就看看您的外表吧！您的外表就是您的心，所以在擦亮內在心靈之前，請先擦亮外在的心吧！如此一來，內在心靈也就自然會變得乾淨。」

大家都知道「神、心、人一體」的道理，卻在觀念上將其分離化。也因此為了拜神祈禱、心靈修煉、精神修煉、氣功修煉、冥想修煉而奔波。

神、心、人無法分離。有人才有心，有心才有神。每個人的身體都是盛裝精神與心靈的容器與家園。容器要乾淨，才能夠盛裝乾淨的精神與心靈。髒污的容器是無法容納乾淨的精神與心靈的。

若想要盛裝清澈的精神與乾淨的心靈，就請先修煉看得到的心吧！那正是有系統地節制飲食的修煉，更是根本性地擦亮看不見的心的方法。

第一，若想要讓看不見的心更加自在，就請先讓食物變得純粹又乾淨吧！如此一來，不僅內在變得輕鬆，心靈也會徹底變得愉快；當心靈變得愉快時，精神自然也會提昇；當精神提昇時，眼前所見的世界就會變得美麗；當世界變得美麗時，就會愛護同胞有如愛護自己。

然而現在有許多人過著毫無節制、隨時恣意飲食的生活，不斷汙染自己「看得見的心（身）」，還為了修煉精神或心靈而奔波。不過修煉心靈雖然在短時間內看起來不錯，但就如同無根之木遇風即倒，心靈也會輕易地隨著環境而產生變化。

第二，若想要清理看不見的心，就請先清理看得見的心吧！也就是實行有節制的減食與少食，將飢餓當作生活的消遣吧。如此一來，就能明白存在於體內的自我究竟是怎樣的人。

即使暴食能暫時滿足慾望，但髒污的食物會讓身體變得混濁，失去節制的飲食會讓身體不安、細胞萎縮，只要食用純淨的飲食，身體與心靈就會變得乾淨。

任何人看到你的面貌，就能感受到你看不見的心的百分之八十至九十，因此請先將你看得見的心修煉得乾淨又明亮。如此一來，看不見的心自然也會變得明亮透澈。

所有的人都必須要記住，無論進行怎樣的修煉，若是身體不乾淨，心也不會乾淨。

2 迎接三神

想要整理三神概念時，我想起了在我小時候，媽媽生下弟弟妹妹後，虔誠地膜拜三神的樣子。那就是在供盤擺上黎明泉水，搓合雙手向三神婆婆祈禱的模樣。另外，如果嬰兒的臀部有青綠色的蒙古斑，媽媽也都會說那是三神婆婆為了讓嬰兒快點出來，拍打嬰兒所造成的。雖然這些都是如同走馬燈般的老舊回憶，卻依然是令人會心一笑的美好過往。我們的祖先似乎認為三神婆婆是守護家庭的守護神，而將她奉為信仰的對象。

然而在尖端科技非常發達的今日，卻是全人類了解三神概念與氣神之偉大的最佳時機。我們都能輕易地說地球是大宇宙，而人類是小宇宙，但我們卻不明白其中深奧的涵義。因此才會相信大宇宙地球的生命是永恆，而小宇宙人類的生命卻很短暫。

那麼，地球為什麼可以擁有永恆的生命呢？

正是因為三神能夠互相調合並正確地運作；也就是說食神與水神在正確的時間點

相互交叉配合，

其中又有氣神在肉眼看不見的地方運行，讓萬物得以生存。若少了其中一項，生物則無法生存。反之，小宇宙人類之所以無法得以永生，也正是無法像大宇宙般正確地運行三神的緣故；也就是說，人們無法區別食神與水神作用的時間，隨時恣意吃喝，無法在正確的時間進食或飲水，而導致氣神也無法確實地運行，接著使氧氣缺乏、氣血循環不足，最後就引起各種疾病，甚至導致死亡。

因此，若能讓小宇宙人類在正確的時間配合食神與水神進食或飲水，氣神就能完全運行至六十兆個細胞的每個角落，也就能讓小宇宙的生命，成為與大宇宙相當的靈長體質。

3 飯水分離可以讓人得道

一般只要提到「得道」，就會想到拋棄一切到深山或暗室中盤坐祈禱的人。因此數千年來，有無數的人拋棄俗世，尋找清靜之處，利用各種方式修道。

然而，所謂的修道，應該是在日常生活中進行才是。離開了生活而想要明白真道，在我看來只不過是空唸佛罷了。因為那些都是不了解修道的根本，才會產生的舉動。

修行必須在日常生活中進行，使自己無論遇到怎樣險惡的環境，都能讓身體與心靈不受動搖。

獨自一人在清靜之地修行後，遇到複雜的環境時，總會發現自己此番修行根本是徒勞無功。

偶爾會有長久修行的人來找我，若必須要接待他們，我總是會先向他們請求諒解。

「今天我會請你們到比較吵雜的地方。」接著前往酒店並刻意選擇離喇叭最近的座位。這些所謂「得道」的人們，總會不斷努力保持冷靜。

我不僅叫了女人陪伴，跟她們跳舞，還故意用輕浮的語氣和他們聊天。這樣對方不安的心情就會立刻顯露出來。

有些人只要女人靠近就會打冷顫，就像蟲子掉到身上的反應一樣。如果觀察一下這些倒酒的女人，就會發現這樣是不行的。首先酒店裡的女人大部分都有點年紀，應該有很多是家庭主婦。她們都是為了替自己與家人求個溫飽而來的，並不是為了尋歡作樂。說得嚴重一點，她們就像自己的妻子、妹妹或女兒。雖然大家可能覺得很荒謬，但我想再說一句：如果讀者們來到這種地方，請對這些女人好一點。請對她們投以溫暖的眼神，並給她們豐沃的小費。

很抱歉稍微偏離了話題，我們再回到招待得道者到酒吧的話題上。仔細想想，招待修行者來到酒家，本身就是一種與地獄無異的煎熬。即使我先以吵雜的地方請求諒解，但作夢也沒想到竟然是酒店。

我之所以招待這些修行數十年的人來酒店，只是為了要確認他們修行的程度。長久修行之後，即使在吵雜的地方，也應該要懂得保持冷靜，而這樣的反應不禁讓人覺得，修行了數十年的人也不過如此。或許他們也會覺得我是墮落、喜歡聲色場所的人，而在心中埋怨我呢！也或許就是因為這樣，到現在彼此都再也沒有連絡。

居住於印度的西藏流亡宗教領袖達賴喇嘛，曾向美國哈佛大學的研究生提供這樣的資料：他戴著能顯示腦波活動的儀器生活，發現他無論是在冥想還是在日常生活中，腦波數值都完全相同。這才是所謂「得道」的真實義。

再次回想酒店的話題，如果在生活當中得道，無論到怎樣吵雜的場所唱歌、跳舞，都應該能感受到內心的幽靜自在。然而脫離現實想要尋求清靜者，簡直與在醃地中生長的樹木無異。因此日常生活中的飯水分離，就能使人得道。

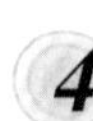

一餐不吃，也是修行

一般都認為深山或無人之處就是清靜之地，所以人們總是為了祈禱而前往廟宇、土窟或幽室等地。然而無論是多麼安靜的地方，只要內心煩惱不安，就跟人聲鼎沸的市場無異；反之，即使是在擁擠的市場中，只要內心寧靜，那裡就是深山、靜地。

現在有許多人即使到了安靜的地方祈禱、參禪、冥想、呼吸，卻跟坐在市場中無異。因為人們不明白進食與飲水之法，體內的細胞就會因為隨意吃喝的心魔，而如處於市場般不得安寧。

若能明白飲食之法，實行一天只吃早、晚兩餐，就算在市場中從事非常吵雜的工作，體內的細胞都能保持幽靜、自在且安定的狀態。細胞的呼吸也會自然變長，自然進行冥想與參禪，身體也會像處於深山或安靜之處一般。

無論是何種修行，倘若不明白飲食之法，就會因為體內細胞不得安寧而無法成為正確的修行。只要遵照飲食之法進食或飲水，體內就會如同深山或洞穴般幽靜，修行也會突飛猛進。這就是飯水分離的道理。

5 相信第六感

人們總是眼見為憑，或是相信別人說的話，卻無法聽從真正自內心發出的聲音。內心的聲音並非像鐘聲般聽得見，而是以第六感或直覺呈現的。

我當然也有許多因為明知道那是自己的第六感或直覺，卻只相信眼前所見或只聽別人的話而失敗或後悔的事情。當身體傳出第六感或直覺的聲音時，若是任意妄為，想要拿自己當實驗品的話，就會發現自己的第六感與直覺絕對是正確的。

在聽完我至今的親身體驗後，相信各位讀者也會有同感。

某天我懷抱著「能坐著抵達就好了」的心情搭乘公車，上車後卻發現乘客非常多。原本因為沒有座位而站著，卻發現坐在我前面的乘客正搖搖晃晃地打瞌睡，而兩排後的乘客不斷地觀察窗外的景色。我靠著眼前所見的判斷，認為搖搖晃晃打瞌睡的乘客一定會去很遠的地方，而慌慌張張觀察窗外的乘客很快就會下車，所以就換了位置，站到四處張望的乘客旁邊。

但結果卻出乎意料之外。原本在打瞌睡的乘客突然間驚醒，而且猛然站起來後立刻下車了。看著這樣的情景，心中不斷為了沒有聽從想要坐在那個座位的身體的第六感，任意換了位置而感到無比後悔。再加上坐在我前面，看來很像要馬上下車而東張西望的乘客，直到我下車為止卻都一動不動地坐在座位上，更是令人懊惱。

我居住在禿山洞時，也發生過這樣的事情。

由於上班地點在祭基洞，所以搭乘計程車無論是從鷺梁津、龍山方向，還是從永登浦、麻浦方向過去，費用都差不多。

某天搭上計程車前，內心的第六感想著應該要從鷺梁津方向過去，但等到搭上車時，司機問我：「要從哪個方向走？」，我卻無視於內心說要往鷺梁津去的聲音，反而告訴司機：「您應該比較清楚這個時候哪個地方會塞車，就按照您的想法走吧！」這時司機也同意空軍部隊前在尖峰時刻很容易塞車，應該往永登浦方向走。

結果舊雨新劇場前方到永登浦彩券這一段路，因為道路整修而封閉。最後只好繞進小路，按照我的第六感回到鷺梁津。我一面後悔，一面想著「今天又違背第六感了啊！」

在與朋友約好見面的日子，早上起來卻莫名其妙不想出門，但因為有重要的事情必須見面而勉強自己出門後，卻發現所有事情都不順利。

或者是明明把貴重的物品收好，要用時卻怎麼也找不到。忽然在走路、工作，或是無意識地坐著的時候卻突然想起來。

「啊！原來在那裡啊。」

浮現這種想法時，只要去那個地方找找，就會發現之前怎麼也找不到的東西好端端地在那裡。平常只要實踐正確的飲食法，體內神聖的自我就能清楚分辨所有的事情會順利與否。

請您在感覺到幽靜時問問神聖的自我。那麼自我就會藉由第六感確切地傳達出來。正確地飲食，就能產生這樣自在舒適的心靈。

6 真理只有一個

大家都同意「真理只有一個」的想法。特別是許多修行者為了尋找唯一的真理，徘徊於尋找各種途徑。然而這唯一的真理卻到處都找不到。無論是去廟宇、去教會、找道人、看古書或是到深山尋找數年，卻仍然找不到。

為什麼呢？因為他們都忘了自己。讓我舉個例子來幫助了解。共有十個人，但算數時如果忘了數自己的話，怎麼數都會只有九個人而已。從自己開始數一、二、三的話，就能數出十個人；但忘了自己而從旁邊的人開始算的話，就算數一千遍也只有九個人。

因此人類數千年來接連不斷地想要尋求真理，也為此做過各式各樣的修煉與苦尋，但至今卻依然在漆黑的夜裡徘徊。現在，我決定要公布答案了。

那唯一的真理就是自我。也就是我就是唯一。所有人類的歷史都是由一開始的。

聖經上說耶穌是上帝的獨子，佛祖說：「天上天下，唯我獨尊」。然而基督教卻認為只有耶穌是獨子，佛教認為只有佛祖是唯我獨尊。但這世間的所有人都是獨子，都是天上天下唯我獨尊。

「天頂上、天底下就只有我一個人存在。」這句話的意思是，有我才有這世界，沒有我就不會有這個世間，所以必須要將守護自我的修煉生活化。我在尋找的修行不存在於深山、洞穴或幽室內，只要實踐飯水分離，根據法則進食飲水，就能明白「真理只有一個」的真諦。

7 復活的概念

所謂的復活，也就是新生的意思。復活的真諦，其實是指讓自我重生。也就是當精子遇上卵子，在母體中形成胎兒誕生在這世界，幼兒離乳可食用固體食物，接著在食用固體食物的階段進展為擁有氣食能力的靈體時，這就是復活的真義。

某位演講者曾說過這樣的比喻：一個小麥快要腐敗時，就能有豐盛的收穫。但並不是因為小麥快要腐敗才有豐盛的收穫，而是因為小麥復活才能得到收穫。假設小麥腐壞了，就無法發出新芽或得到收穫。也就是說，小麥的復活是發生於具有生命的時候，要是已經腐壞，就無法復活了。

同樣地，人類必須在生存時改善體質進而獲得不死之軀，倘若已經死亡，就無法逆轉命運獲得重生。因此必須將原本屬於土地的肉體，轉變成屬於上天的體質。換句話說，食用土地生產的食物的人屬於土地，而食用上天的氣食的人則屬於上天。

我們就是為了成為上天的子孫而從精子開始，經過數次的重生階段達到重生的目標，而成為屬於上天的人。這就是復活的真正概念。

8 何謂宗教

倘若用一句話來解釋所謂的宗教，可說是讓人們對於無法預知的未來充滿希望與夢想的教育機構。他們的理論將死亡視為宿命，而人們為了在永恆的死亡世界中擁有美好生活，必須在生存於這世間時做許多美麗的善行。

就好像讓孩子看偉人傳記或漂亮的圖片，讓孩子擁有希望與夢想一樣。假若在童年無法得到母親溫暖的關愛，也無法得到傳播希望與夢想的教育，這個孩子就有可能度過坎坷的生活，也可能墮落成不良份子。

在未開化的時代裡，由於文盲眾多，知識、科學尚未發達，因此只要力氣大就能獲得好待遇。這時若沒有以宗教理論為基礎的精神領袖，世間就會變得無法無天。也就是只要身體有力量，就能為所欲為的紛亂世界。所幸自古以來人類都能藉由宗教整頓世間倫理，現在才得以擁有如此燦爛的文化發展。

然而今日卻因為尖端科技發達、精神文化提昇、知識能力增強，並藉由法律維持社會秩序，也就是所謂的物質萬能時代，逐漸變成只要有錢就能隨心所欲的世界。因此從今日的角度來看，宗教性的理論變成了整頓精神秩序、帶給人類關愛與慈悲以及溫情的暖流，讓社會更加美好與豐饒的角色。

二十一世紀正是二十一歲青年的時代。現在正是經過幼兒與少年，脫離父母懷抱，改變自己人生並開創新世代的最佳時機。也就是從國家、社會與宗教性教育中畢業的時候。

就如同孩子成長後，就要脫離父母懷抱，開創自己人生並生存下去一般，若已在宗教與法律的戒律與教育下提昇了自我的精神文化，就必須趕緊從那種戒律與律法中解放，創造屬於自己的宗教。

今日的宗教正是在未開化時代與金錢萬能時代下，用關愛與慈悲包容著人類的孤獨與徬徨的教育機構。而如今我們正面臨二十一世紀，這個已成長的時代。這正是脫離戒律與律法，創造全新生命宗教的時候。即使現在我的生命與成長都是自然發生的，但若創造了屬於自己的生命宗教，就能成為連死亡也無可奈何的自我生命主宰。

「法律左右著壓力的力量，金錢左右著法律的力量，真理左右著金錢的力量。」

能了解這句話深遠真諦的人，就能了解隨著時代變遷而改變的飲食之法是多麼強大與重要。

9 內在的自我

有一次，一位終生會員很嚴肅地來找我。

「老師，我是在大邱八公山中祈禱的人。在我祈禱的時候，總是會出現一位年輕人看著我，卻又立刻消失。我不明白這到底是什麼意思？」

這時我請他在那個人下次出現時，不要只是看著他，而要問他是誰。

「他絕對會回答你的。」

一年後，那個人又再度來訪。

「不久前我祈禱時，那個人又再度出現了。我按照老師的吩咐問他是誰，他卻說如果你都不知道我是誰，那還有誰知道。接著就消失了。」

我對那個會員說：「出現在你眼前的那個人不是別人，正是你內在神聖的自我。他是因為你全心全意地祈禱，在你祈禱的時候為了傾聽你的願望而來的。如果他又出現，就請用純潔的心靈詢問他所有的事，存在於你內在的神聖自我會回答你的。」

無論是誰，只要全心全意地進行祈禱生活，眼前就可能會出現老爺爺、老婆婆、女人、男人、童子等。他們都是為了傾聽與解惑而來。

許多人都以為那是在祈禱時接收到神的開示，但請大家要明白那並非神，而是內在的自我。

神不存在於自己以外的地方，只存在於自我體內。也就是上帝與佛祖都在我體內的意思。

內在的神聖自我就像剛才提到的，經常會以不同的樣貌出現。不過請各位記住，若向祈禱時出現的自我提問，並想利用得到的解答滿足貪念，就會遭受相當大的災難。其實內在的自我反而越少出現越好。

為什麼?因為這會消耗內在的氣神。只要努力實踐飯水分離的修煉並改善體質，就能成為神。

10 善與惡

在許多人共同生活的社會裡，需要有一定的法度。人們必須遵守法度才能維持秩序，彼此才能安心地生活下去。因此只要違反訂定好的法度就是犯罪，就是惡。

每個人的個性與性情不同，才華與體質也不同，而各國的國法、文化、理念與宗教觀也不同。然而，超越國家、理念、宗教、人種之外，所有人都有一個共通點，那就是只要違反了固定的進食與飲水的生活習慣，就會被視為罪惡。

我認為，善與惡並不是任何人可以輕易定奪的問題。只要各自確實完成被賦予的事情，做錯了再來分辨善惡，接受後再努力地活下去即可。

沒有人能斷定善與惡。要有善才有惡，有惡才會有善。倘若沒有惡，善這個詞也根本無法存在，更不能讓任何人下定論。這世間充滿了複雜糾纏的謊言與迫害，人類社會不可能只有善，或只有惡。兩者都存在，才是真世界。

試著將這個概念比喻成人體。人們都認為膽固醇有害，但在肉體的國度中卻多少必須存在。大家都以為堆積脂肪有害，但脂肪也必須多少存在於肉體才能健康。因此世界上必須同時存在善與惡，社會的流動循環，也就是氣血循環才能順暢。

毫無節制地任意飲食是罪，有規律地實踐飯水分離是善，這才是真正的善與惡。

11 肉體是地，心靈是天

耶穌說：「凡你們在地上所捆綁的，在天上也要捆綁；凡你們在地上所釋放的，在天上也要釋放。」「你們祈求，就給你們……叩門，就給你們開門。」

地上有的，天上也會有；地上沒有的，天上也不會有。在地上捆綁，就能感受到天上的氣息，收穫豐盛時，就能明白上天的偉大。栽種土地的人，收穫就會多；開發土地的人，所得也會多。

千萬不要認為地與天是分開的。地是有形的實相，天是無形的實相。天的實相透過地顯現，而地的生命實相則在天的氣息裡。肉體是地，心靈是天。肉體是有形的實相，而心靈是無形的實相。要有肉體才有心靈，肉體不存在則心靈也無法存在。

我們的身體是看不見的心，看不見的心正是我們的身體。因此身體與心靈無法一分為二。千萬不要認為神與我是分開的，神在我體內，而我也在神之內。

各位讀者！不要費盡心思想淨化看不見的心，更不要為了尋找看不見的神而白費力氣。心靈與神都在自己的體內，所以要往看得見的體內尋找。自己的身體是充滿了心靈、精神與神的肉體之地，所以只要將這塊土地變得乾淨透徹，看不見的心靈、精神與神的世界，都會順利在這塊土地中運行。看不見的無形世界，也就是天的力量，是透過地來呈現的。而心靈、精神與神的無形力量也是藉由肉體顯現。因此在肉體所捆綁的，在心靈也要捆綁；凡在肉體所釋放的，在心靈也要釋放。

只要敲敲肉體之門，天上的門就會開啟；只要在肉體中尋找，就會遇見神。而實踐飯水分離正是尋找真神的道路、真理與生命。

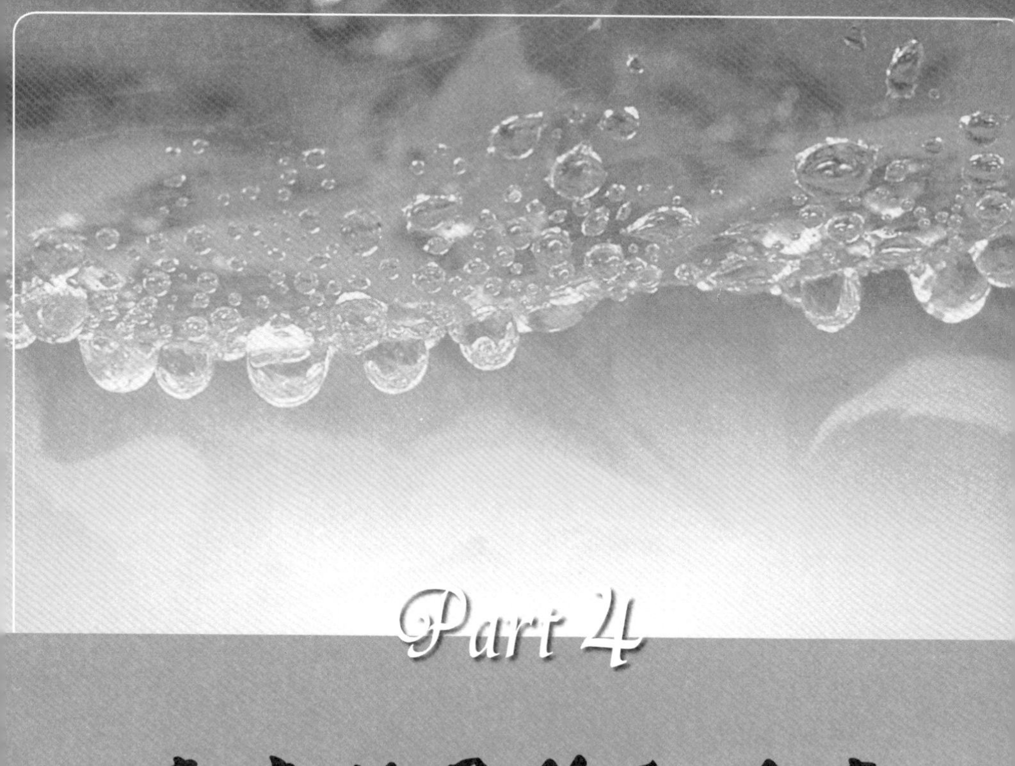

Part 4

疾病的了解和治療

第一章　癌症

1 早期發現的危險性

一般都說癌症早期發現，治癒的機率最高，所以現代醫學強調要定期接受健康檢查。

然而「早期發現」實際上真的是早期嗎？因為現代醫學是徹底的結果至上主義。物質呈現的結果，在那之前一定會有非物質的原因。

良醫會事先了解病因再對症下藥，但是水準低的醫生卻只看發病表象。身心的變化都是由氣血循環引起的，若不明白血氣循環的奧妙，就無法施展精良的醫術。

現在醫學和科學還沒能全面把握「氣」的運行。他們雖然對分子、原子、原子核、基本粒子有一定的認識，但是卻沒有認識到基本粒子裡蘊含的無限創造能力。這是以物質為基礎的現代科學所不能理解的。

將我們的人體視為宇宙，一個細胞視為地球，細胞內發生的現象和宇宙的各種現象相比簡直是微乎其微。在這樣微乎其微的人體變化中找到癌細胞形成的時間可以算是一件難事。因此在醫學家眼中，或許是早期發現了癌細胞，然而考量到先前的歲月，實在難以使用「早期」這樣的用語。

而且藉由早期檢查的名義，讓患者進行各種昂貴的檢查和購買昂貴的藥物，阻止了病人的氣血循環有可能導致加速死亡。即使癌細胞可以早期發現並動手術治療，但吃各種補品藥物、注射各種藥劑，也會為身體帶來各種副作用。

2 癌症形成的原因

現代醫學經常會說是因為致癌物或重金屬等累積在體內才會造成癌症。然而以飯水分離的角度來看，即使吃了含有致癌物的食物，我們人體仍具有解毒的能力。日常生活中，如果陰陽氣的循環良好，發揮天然的治癒能力，疾病就沒有趁虛而入的機會。因此癌症是我們體內自行產生的變化，根本的原因是氣血循環不足。

氣血循環遲緩不足時，不僅會引起癌症，還會引發其他疾病。這類的現象是因為輕忽飲食的法度，毫無節制的飲食生活所引起的。不懂得節制衝動的飲食習慣，讓隨著日夜變化的身體陰陽不協調，攝取的食物毒素和廢物在體內累積，帶來了可怕的結果。

我們的人體從肝臟、腎臟、胃臟、心臟、肺臟等五臟六腑到微血管，氣血都應暢通循環，倘若有任一處產生異狀，該部位的血氣就會慢一拍。那麼就會造成老廢物質累積，且被不純淨的細胞占領。

不純淨的細胞有時會變成癌，有時會發展成為腫瘤、發炎、硬化症、高血壓、糖尿病和關節炎等各種形態的疾病。因此萬病僅僅是起始於氣血循環不足。在想藉由外在的物理作用治療之前，若能採生命之法飯水分離啟動強大的自然治癒力，人體就會自行採取抗癌的各種措施。應在心中抱持著治癒的希望，並將負面的想法徹底連根拔除。

飯水分離是主動進取的治病態度。對於健康的人而言，可成為阻止怪病入侵的盾牌，對於已經染病的病人而言，是恢復體內的氣韻，發揮可自行擊退疾病能力的萬病通治之鑰。

我近四十年來已親自諮詢、指導過一萬名以上的癌症病人。讓他們採用配合晝夜人體變化的飯水分離陰陽飲食法，約有百分之八十的人出現了驚人的效果，我對於其中的奧祕感嘆不已。

但是有一件令人惋惜的事實，有些病患檢查出罹患癌症時，若能及早配合飯水分離調整飲食，便有可能治癒，卻因為採用外界的物理治療和處方，導致病情惡化後才實踐陰陽法，因此無法獲得如同早期實踐者的神奇效果。當然他們的痛苦比其他癌症病人少，也能舒適的度過餘生，然而這卻不足以和痊癒的喜悅相比擬。

3 癌症病患的飯水分離飲食法

癌症病人開始施行飯水分離時，最重要的是要先擺脫既有營養學說的固定觀念。不管再怎麼營養的食物，對於癌症病人而言，都是壞處多過於益處，反而會讓病情惡化。

第一，配合日夜變化的人體細胞活動來調整飲食，少食後氣血循環良好，能強化自然治癒力，就能儲備和癌細胞搏鬥的抗癌力。

第二，強化的自然治癒力能將體內儲存的老廢物質和各種毒素完全清除，發揮驚人的力量來擊退癌症。

第三，擁有充分的消化、吸收食物的能力，吃富含營養的食物時，營養素會有助於治療癌症和保持健康。

尤其是癌症病人，根據不同的症狀，需要精密的調整食物的種類和份量。因此需要比其他病人更多的關注和指導。

宣布得到癌症後，經歷心靈惶恐不安和身體痛苦的癌症病人，無論任何部位發病，都一定要懷著確信和希望，堅信能夠用飯水分離治癒，並遵守下列事項：

癌症患者不能吃肉類、魚類、貝類等高蛋白的食物。

有錢人會隨心所欲使用高蛋白食物、營養劑和抗癌藥物，然而病情卻變得更嚴重，反而是窮到連醫院都沒辦法去的病人，採用各種民間療法和食療法後，出現了延長生命的奇蹟。我們經常會覺得虛弱時或生病時要吃補藥和健康食品才能治癒，其實高蛋白的營養食品和營養劑，根據疾病的性質，有時是名藥，有時卻是毒藥。

第一，為什麼癌症病人吃肉類有害無益？清洗盛裝肉類的器皿，無法輕易的用清水洗掉油脂。癌症是因血液循環的障礙發病，因此肉類的油脂進入體內反而會讓循環更不順暢，造成癌細胞以更快的速度擴散。

第二，為什麼癌症病人吃魚貝類有害無益？魚貝類雖然沒有油脂，然而腐敗的過程比其他食品快上好幾倍，甚至會發出惡臭。換句話說是含有毒素的食物。因此吃魚貝類食物，體內必解毒該毒素，然而癌症病人有氣血循環的問題，無法完全解毒反而會對五臟六腑造成更大的負擔，且會加速癌細胞成長。

癌症患者不能吃蜂蜜、糖等甜的食物。

為什麼蜂蜜、糖等甜的食物對癌症病人不好呢?結束疲憊的一天,睡前喝一杯溫熱的蜂蜜水或糖水,第二天早上會覺得身體變輕盈。然而含糖的食物雖然會促進血液循環,相對地也會增加血液濃度、減少水份。請記住,這對於癌症病人會帶來有如毒藥般的壞影響。有炎症或皮膚炎等情況時,喝蜂蜜水或糖水反而會使搔癢的症狀加劇,這也是基於相同的原因。

癌症患者絕對不能注射營養劑、點滴、抗癌劑或鎮定劑等。

第一,為什麼營養針不好呢?疾病發病時我們的身體會盡全力發揮治癒力。然而施打營養劑,和疾病對抗的自然治癒力將優先處理外界的營養劑,因此很容易錯過和病勢搏鬥的時間。倘若無法完全吸收外來的營養素,毒素累積在體內,反而會助長癌細胞的威力。施打營養針的病人經常會覺得肚子不適,或是出現消化不良的低燒症狀,甚至病情惡化。尤其是肝癌發病的病人,這種症狀會更嚴重。

第二,為什麼鎮定劑不好呢?鎮定劑的作用是和疾病對抗的力量,但同時也會造成自然治癒力乏力，因此癌症病人反而應該禁止使用。

第三，抗癌藥劑為什麼不好呢？借用極端的表現，抗癌藥劑雖然能夠暫時中斷癌細胞的活動，然而卻會破壞體內白血球等更重要的功能，長期來看反而會助長癌細胞的氣燄。

食用對腸胃負擔少的食物。為了減少對癌症病人消化、吸收的負擔，忌吃醋、生蔬菜、生的水果、麻油、紫蘇子油、胡桃、食用油、豆腐等刺激性的食物，以及不易消化的食物和高蛋白的食物。

避免過鹹、過辣的烹飪方式，水也不宜過冷或過熱，調整溫度在微溫的狀態下飲用。上述這些食物對於癌症病人會帶來毒藥般的危害。

我對於癌症的看法和現代醫學有許多相左的看法，也許會有人感到驚訝，然而我擁有豐富的臨床經驗，必須在此叮嚀癌症病人，當醫院診斷出罹患癌症時，在採取其他治療法之前，請立即實踐五至十五天的一日兩餐飯水分離。和醫院的其他癌症病人相較時，一定能自行體會出神祕的功效。

有一件事要留意，持續施打營養藥劑和抗癌藥劑的病人，以及充滿腹水的病人，千萬不要併行飯水分離。因為在無法徹底陰陽法則的狀態下，效果微乎其微，有時反而會對身體造成負擔。倘若遵守上述事項十五天以上，卻仍沒有特別的效果，應立即向飯水分離專家諮詢，因為病情很有可能比自己想像的還嚴重。

第二章　慢性疾病

1 肝病

不僅是肝癌病人，肝硬化、肝炎等肝病患者只要徹底遵守下列事項，不間斷的實踐飯水分離，就能出現神奇的效果。

① 實施早晚的一日兩餐。

② 用餐時細嚼慢嚥乾的食物。

③早上六至八點吃早餐。

④晚上五至七點吃晚餐。

⑤吃飯時絕對不可以喝湯或飲水。

⑥在餐後兩小時後飲水，過了飲水的時間禁止飲用所有飲料。

⑦如早餐後必須服用藥物，要在用餐後一小時吃藥，只喝足以吞下藥物的少量水。

⑧晚餐後必須服用藥物時，要在用餐後兩小時吃藥，此時為飲水的時間，在晚上十點前可充分的飲水。

⑨除了早餐和晚餐外，禁止任何零食和點心。

⑩飲用微溫的水。

⑪感覺身體狀態不佳時先停用幾天藥物，這時情況反而會有出乎意料的好轉。

⑫絕對不能飲酒和抽菸。

肝病病人遵守上述指南，開始實踐飯水分離，可能會出現下列的各種變化。然而出現這些短暫的變化，無需過度擔憂。

①修煉初期十五天體重會減少一～五公斤，最多會減少十一公斤。
②手腳冰冷，胸口微熱。
③由二至三天到修煉十天左右時會感到極度口渴。
④身體有其他疾病的部位會覺得疼痛。
⑤會反覆出現突然被針刺般的疼痛，然後又突然消失。
⑥尿液顏色深且混濁，還會出現紅色。
⑦二至三天排便一次，有時也會出現七至十五天排便一次。開始時排便困難，漸漸就會好轉。
⑧出現失眠、暈眩、貧血的現象。

除此之外，肝病病人還有幾件應該要遵守的事項。

①無需過度焦躁心急，抱持著輕鬆的態度。
②抱持著會治癒的堅強信念。
③白天做一些輕鬆的運動和活動，晚上充分休息。

④不要禁食。

⑤服用三至七天以上的韓藥材反而會累積毒素出現反效果，因此要避免服用一週以上。

⑥止痛劑或消化劑等藥物要在早餐後一小時，晚餐後兩小時服用。

2 漢生病

現代醫學稱之為漢生病的痲瘋病，韓醫稱之為風瘡，根據疾病的性質可區分為陰性和陽性，漢生病患飽受身心的雙重痛苦。

現今的漢生病患被隔離在一定的地區共同生活、接受治療，由國家統一管理。然而像這麼可怕的疾病只要根據生命之法調整飲食就能康復。

漢生病的病人以早晚一日兩餐實踐飯水分離，一餐食物僅用一百五十至兩百公克的麵粉和少許鹽巴準備。將加入少許鹽巴調味的麵團不用油烘烤，早餐在七點左右食用，晚餐在六點左右食用。此時絕對不能飲水喝湯，不能計較鈣、葉綠素、脂肪或蛋白質等營養。完全忽視既有的營養學，只靠煎餅度過一天，其需要強大的意志力。

水在飯後兩個小時後，在一定的時間，飲用一定的量，一定要飲用溫水，就算晚餐後兩小時不覺得口渴，也要飲用兩杯的份量（約五百ＣＣ）。

一定要記住不管使用任何治療藥劑都要中斷，僅靠飲食調整就能讓體內的抗體迅速成長。

只吃麵粉製成的餅，初期十天左右會覺得口渴渾身乏力。然而要當作是將鬆脫的螺絲鎖緊的過程，一定要克服。少食調整持續二十天左右，有一陣子會覺得五百CC的水太少了。然而只要再持續下去，反而會覺得兩杯的量太多，想少喝一點，但是一定要每天喝兩杯水。

經過一個月到了第二個月，將麵粉量增加至三百至三百五十公克。

從第三個月起開始將原來服用的治療藥劑減半服用。此時吃藥的時間跟癌症病人的情況相同。過了九十天後，再重新恢復到第一個月的食量，藥物增加至原本的份量規律服用。

艱辛的飲食調整後體重會急速下降，感到強烈的口渴，傷口處也會疼痛不已，還會有輕微的暈眩等各種不適症狀，然而無需過度擔憂，懷抱著只要稍加忍耐就會痊癒的信心和信念，持續少食調整，漢生病的威力就會逐漸減弱，最後完全被消滅。

3 不孕症

不孕可區分為先天性不孕和精神性不孕，無論任何情況，對於當事人而言都是痛苦不堪的事。

然而除了先天性不孕和卵巢堵塞之外，其他後天的不孕症均可以用飯水分離的神祕效果，改善成為可懷孕的體質。

下列症狀的不孕，在實踐一日兩餐飯水分離後就能成功懷孕，且生下健康聰明的孩子。

①懷孕二至三個月會自然流產的情況

②自然流產導致的不孕

③醫學檢查男女雙方沒有任何異常時

④無生理期的情況

⑤ 生理期失調的情況
⑥ 身體過寒導致的不孕

上述不孕的女性只要嚴格遵守一日兩餐飯水分離，堅持六個月左右就可以治癒。我的臨床經驗是十個當中就有九個會在二至三個月內懷孕。

成功懷孕後可中斷一日兩餐的飯水分離，恢復平常的飲食，但是一定要遵守用餐後兩個小時再飲水。如果有自然流產經驗的女性，懷孕後兩個月堅持使用陰陽飲食法效果會更好。

換言之，神祕的飯水分離陰陽飲食法能解除不孕女性的遺憾，並使之獲得健康。

4 糖尿病

成人才會發生的糖尿病症近來也在孩子身上出現，這讓我們更緊張了。

現代醫學認為糖尿病產生的原因相當複雜。然而在生命之法當中，認為起因是陰陽失調。挨餓了好幾天的人突然暴飲暴食，當然會拉肚子。

沒有吸收能力的人吃高蛋白質食物，不僅會造成糖尿病，還會成為各種疾病的根源。糖尿病會引發各種併發症，是可怕的疾病，其起因於胰島素不足。胰島素負責把血液中的葡萄糖輸送給身體各個器官。如果胰島素不足就會導致葡萄糖無法正常輸送，留在血液中隨尿液排出，使細胞嚴重缺乏糖分，身體各器官營養不足。

糖尿病患最典型的症狀是營養不良，疲勞無力。現代醫學中，通過注射人工胰島素進行治療，這樣更易導致人體自身產生胰島素的能力下降，使患者無法離開胰島素。

陰陽飲食療法主要是恢復胰臟的陰陽平衡，恢復胰臟的自身機能。

糖尿病又稱為「消渴病」，是因為患者會經常口渴想要喝水而得名。但是患者覺得口渴並不是因為身體缺乏水分，而是因為身體自身在恢復不足的陽氣。所以飲水無法解決問題。患者經常飲水反而會阻止陽氣的恢復，導致病情惡化。所以要嚴格勵行陰陽飲食法。

5 慢性疲勞

有些人即使到醫院接受綜合健康檢查也檢查不出任何異狀，然而卻覺得很疲倦，連起床都很困難。

有這類慢性疲勞症狀的人，可採午晚的一日兩餐，水、咖啡、飲料等只能在午餐和晚餐之間飲水的時間內飲用。吃晚餐的時間不受限，然而晚餐後不要飲用水和飲料。

還有午餐時避免食用豬肉，水果可搭配餐點食用。

倘若五至十五日內沒有神奇的功效，或是難以執行一日兩餐的人，可改為一日三餐，晚餐後不要飲水。一日三餐的情況，飲水的時間為早餐和午餐之間、午餐和晚餐之間兩次。

6 神經過敏和失眠

神經過敏的疾病很難輕鬆治療，就算用了上等的藥獲得療效，但是只要遇到煩心的事又會再度復發。然而人生在世，怎麼可能事事都盡如人意。

被神經過敏和失眠所苦的人，請徹底實踐早晚一日兩餐。同時在七至十天內每天晚上實施足浴法，用熱水泡腳三十分鐘以上，之後二至三天重複一次足浴，就能見效。

難以執行早晚一日兩餐時，在徹底遵守飲水時間的條件下採取一日三餐也無妨。倘若失眠仍無法痊癒，有可能是因為其他原因，建議接受另外的諮詢。

7 皮膚病、腳癬、凍瘡

皮膚病有各種症狀和眾多原因，然而就算用藥也不易痊癒時，首先就要懷疑是否肝臟有問題。

被皮膚病所苦的人首先要遵守前面說明的【肝病】篇的注意事項，調整飲食併行藥物就會有良好的功效。

腳癬用藥也不易痊癒時，請減少洗腳的次數，三至四天清洗一次即可，但是在家時要赤腳且經常用電風扇吹，就能見效。

有凍傷的腳癬時，請在三天內將大蒜完全搗碎和上麵粉揉成團，敷在腳癬部位十～二十分鐘後揭下。此療法只能在太陽西下後執行。大蒜接觸皮肉可能會起水泡，所以敷的時候只敷有腳癬的部位，拿下麵團後不要馬上清洗，次日再清洗，才會見效。

從第一天起就能看出此療法的效果。就算很痛苦只要堅持三天，一星期後該部位的表皮就會脫離，如果還有搔癢的症狀，就再施行一次，痛癢消失時就代表已經痊癒，就能停止治療了。

凍傷嚴重會導致截肢，因此是要特別留意的疾病。凍傷嚴重時可施行下列的療法就能避免憾事發生。

將蒜苗和地膚子（鄉下用來製作掃把的東西）煮沸後，保持溫熱的狀態下，將凍傷部位浸泡二至三小時以上，一天就能看出功效。一般七至十二天凍傷就會完全脫落。如果沒有地膚子也可以用整顆蒜和蒜苗代替。

採用上述療法時若能併行飯水分離會更見功效。

8 掉髮和頭皮屑

脫毛症是因為上實下虛和上熱下冷產生的陰陽失調的現象。經常用腦的人會有掉髮的症狀。用腦過度時熱氣韻上升，頭腦和頸部的血管和毛孔無法處理旺盛的血液和熱氣韻，自然就會造成頭皮發熱，最後導致髮根脫落引起掉髮。

為掉髮所苦的人可採下列療法就會有神奇的效果出現。首先實踐飯水分離，每晚實施足浴法，用熱水泡腳三十分鐘以上。並用松葉捆成原子筆四倍的大小，用尖銳的部分刺激整個頭部。進行此療法時由自己進行多少有些不方便，最好請家人協助。三至七天後就能見效，尤其是圓形脫毛症會以驚人的速度好轉。

五至十五天內無效時，請採早晚的一日兩餐，感覺太吃力的話，也能採午晚餐，但是吃晚餐後最好不要喝水。施行飯水分離，併行足浴法和松葉療法，一定能夠見效。

足浴法和松葉療法在初期十天進行，十天後僅在用腦較多時實施。有嚴重低血壓的人想解決脫毛症時，可用熱敷代替足浴法和松葉療法，用熱毛巾敷在頭上二十至三十分鐘，並且經常更換熱毛巾。

長頭皮屑的原因也和掉髮的原因一樣。如果使用藥物不見好轉，請先判斷自己是熱氣朝胸口上方上升的類型，還是有面部發熱的症狀，並採用上述說明的足浴法和松葉療法。然而頭腦覺得沉重、臉色蒼白等，請使用熱敷法。

足浴法和松葉療法之所以會有效，是因為足浴法會舒緩向上衝的熱氣，松葉療法則是開啟皮膚的毛細孔，幫助熱氣順利的排出。

9 青春痘

青春痘說好聽一點是青春的象徵。但是嚴重時除了會被身邊的人嘲笑，臉上也會留下疤痕，好好管理才能保持乾淨的肌膚。

青春痘是年輕時期旺盛的熱氣無法從臉上的毛細孔排出，脂肪累積後形成。但是有的情況是肝不好所引起的。

青春痘嚴重的人實踐早晚或午晚一日兩餐，避免食用油膩的食物，每天晚上在熱水中泡腳三十分鐘，大部分都會好轉。

臉上留下疤痕，症狀嚴重的人，三天內不吃不喝，採完全斷食後，第四天開始正常飲食，重複二至四次就能看出療效。當然此時一定要徹底的遵照【斷食和禁食】篇說明的飯水分離的原理，才不會有後遺症。但是肝有問題的人不要斷食，應根據【肝病】篇的注意事項調整飲食。

10 胃病

我認為被胃病所苦的人是這世上最愚蠢的人。由飯水分離的層面來看，胃病根本就不是疾病。

胃病不同於因病菌產生的其他疾病，而是不規律的用餐、暴飲暴食等不懂得節制的生活習慣帶來的疾病。因此嚴格的執行三個月左右的一日兩餐飯水分離，就能不藥而癒。

現代醫學建議胃病要持續用藥，並吃好消化的食物，反而有越來越多人胃病拖了好幾年，苦不堪言。

飯水分離不建議罹患胃病的人吃容易消化的食物，並採少量多餐，反而建議讓胃部長時間清空。粥這些柔軟的食物會減少唾液和胃液分泌，實際上會造成胃更大的負擔。

根據飯水分離，充分咀嚼乾的食物，水另外飲用，不僅能減少胃的負擔，充分消化，還能強化和增進胃的功能。

當然上述的胃病有各種症狀，有的情況一定需要治療藥劑。難以執行一日兩餐時，可採一日三餐，只要遵守飲水的時間、吃乾的食物，一星期內無需吃藥就會好轉。

有胃病時避免飲用含蜂蜜和糖的飲料，也要少吃豬肉。有胃炎症狀時，一個月內避免吃各種菜餚和水果等，只吃乾飯和醬油等簡單的食物，就能毫無痛苦的痊癒。

罹患胃病的女性當中有消化不良、疲勞、倦怠、失眠、歇斯底里、肩膀僵硬、像更年期障礙般發熱的症狀、臉上有黑斑等情況時，不要把這些當作純粹的胃病，而是要探究自己的體質。只要好好實踐一日兩餐，遲早都會見效。然而根據自己的體質是陽體質或是陰體質，接受另外的指導就能更快痊癒。沒有伴侶，或獨居的離婚女性、夫婦間的性生活不美滿的女性更容易有這些問題。

11 潰瘍和腹痛

十二指腸潰瘍和胃潰瘍不易痊癒。通常在服藥後有一些效果，但是過不久又會再次復發。

症狀嚴重時，應採實踐一日早晚兩餐的飲食法，以乾飯和醬油等簡單的食物為主並用糯米和榆樹皮混和熬水，熬得稠一點，早餐後一小時再飲用一杯。吃完晚飯兩小時後稀釋一下當水飲用。

要注意的是幾天後病情會好轉，但是好轉後也不可任意飲食。即使有想吃的東西，也要忍耐一個月。實踐上述的方式，之後再改為一日三餐，只要徹底遵守飯水分離飲食法的原則，一輩子都能遠離潰瘍。

有些人在用餐後一、兩個小時會有劇烈的腹痛。此時喝水或牛奶，雖然痛楚會立刻消失，然而卻不能輕忽這種症狀。因為胃癌病人初期大部分都會出現這類症狀。

有腹痛症狀的人應採早晚一日兩餐，最好避免食用辣椒粉、蔥、蒜等刺激性的食物和生的蔬菜水果。

可以在早餐後一小時和晚餐後兩小時，一天服用兩次藥物。不用吃藥時用沙參和糯米熬水，在早餐一小時後喝一杯代替飲水，吃完晚餐兩小時後飲用一至兩杯，堅持三個月以上，然後把一日兩餐改為一日三餐，吃完飯兩小時後再飲水，就會有神奇的功效。

如上述調整飲食，待腹痛痊癒後再轉換為一日三餐。當然之後也要等吃完飯兩小時後再飲水。

12 有強烈飽足感的消化不良

大部分人在消化不良時，會覺得是腸胃不好，而經常吃助消化劑。然而消化不順暢不盡然是腸胃不好，肝臟異常時也會造成消化不良。

肝臟異常造成消化不良時，會有強烈的飽足感，容易疲倦，所有事都提不起勁。即使到醫院接受內視鏡檢查，也不會發現重大的問題，經常被診斷為神經性腸胃炎。因此醫生開的處方藥物當然只有暫時性的效果，等到痛苦難耐再度就醫時，通常肝臟都已出現嚴重問題。

因此有飽足感、嚴重的消化不良症狀時，請記住下列事項。

採躺姿，用手從胸口按壓至右側肋骨下方。移至右側肋骨時會感到疼痛的人，應嚴格執行三至四個月以上的【肝病】篇的飲食調整法。

要記住五至十五天出現神奇的功效後不能太過掉以輕心。只要過了一至兩個月，身體氣韻不足的現象消失後，即可轉換為一日三餐，並徹底遵守飲水的時間。

13 胃無力症、胃酸過多、胃下垂、食睏症

胃無力症相當折磨人，其經常發生在空腹時飲用冰水的人身上。

為胃無力症所苦的人，採一日三餐或一日兩餐皆可，但應嚴格遵守飲水的時間。還有要吃溫熱的食物，從早上到晚上做一些會讓身體流汗的事，只要持續十五天就能有明顯的功效。

居住在都市的人，建議放假時到鄉下去體驗會讓人流汗的種田活動。倘若覺得不太舒服，可以在吃飯時喝一杯酒精濃度較高的燒酒或洋酒當作佐餐酒。當然要遠離冰涼的飲料和食物。

有胃酸過多症或胃下垂症狀的人，大多有不規律的飲食習慣。這類情況會有強烈的空腹感，用餐途中會感到非常口渴。然而大部分的情況是，飲用再多的水都不會消除口渴的感覺。

吃飯時習慣和湯湯水水混合食用，餐前和餐後大量喝水的人，罹患胃下垂和胃擴

張的機率極高。此時應避免水分過多的菜餚，吃飯時應該以炒鯷魚、醬肉、醬黃豆、炸的菜等乾的菜餚和乾飯為主，遵守一日早晚兩餐效果更佳。少吃生冷的蔬菜水果。

有嚴重食睏症的人要避免食用水分過多的菜餚。十五至三十天左右不要吃生冷的蔬菜水果，只吃乾的菜餚和乾飯，水在飯後兩小時後飲用，就能在短時間內見效。有食睏症的人要儘快戒掉早晨空腹飲水的習慣。

14 膽結石和腎結石

現代醫學建議罹患膽結石或腎結石時要多飲水，一般的常識也相信要多喝水才能清除結石。

然而，飯水分離認為飲水的時間比飲水量來得重要。

不管是哪個部位，除了結石太大不得不進行手術這種情況外，只要是尿道能排出的大小，請採下列的方法。

使用一日兩餐和一日三餐飲食法都可以，但是儘量堅持幾天不飲水直到無法堅持下去。到無法堅持時用啤酒代替水飲用。可以到舞廳或是自己家，喝啤酒時再配上優美音樂愉快的跳舞，飲用啤酒效果更佳。

我的臨床經驗，快則一次，慢則二至三次，結石就能從小便中排出。

15 心臟病

心臟病可區分為先天性心臟病和後天性心臟病。先天性心臟病需要特別的治療和管理，後天的心臟病任誰都能透過飯水分離來治療。但是心臟是人體中相當重要的器官，呼吸困難或症狀嚴重的病人不能隨便採用飲食調整。

後天心臟虛弱的人可採用下述方法進行飲食調整。

①實踐一日早晚兩餐。
②吃飯的量要固定，每次都吃同樣份量。即使想多吃或少吃也要按照已經定下的份量進行飲食。
③吃乾的食物，細嚼慢嚥，吃飯時不能喝水喝湯。
④吃完晚餐兩小時後再喝水。
⑤如果需要根據專業醫師的指示服藥，那就在吃完早餐一小時後、吃完晚餐兩

小時後的飲水時間服用。

⑥禁止食用肉類以及含糖食物。

若能徹底的執行上述事項，改變飲食習慣二十天左右，就算不吃藥也能提昇自然治癒力，症狀會好轉，約三個月的時間，心臟功能就可恢復正常。

過了三個月後，倘若難以執行一日早晚兩餐，也能轉換成一日午晚兩餐。在轉換為一日午晚兩餐後，夜晚出現呼吸困難的症狀時，請在吃完午餐後兩小時喝水，吃完晚餐後不要喝水。

使用陰陽飲食法，二十天後，人體的自然治癒能力就會形成，三個月後，心臟功能就可恢復正常。

16 感冒

感冒的發病原因，醫學界認為是由病毒引起，然而飯水分離認為病毒是第二類的原因。更重要的原因是飲用過多的水，如果身邊有罹患感冒的人，可以詢問最近這幾天飲用了多少冷水。

飲水過多會造成體內陰陽失調。假設熱氣韻為十，冷氣韻也應該是十，飲水過多會導致冷氣韻上升至十五；反之熱氣韻只剩下六至七，而破壞了陰陽的平衡。因此，熱氣韻無法覆蓋外來的冷氣韻，膽囊、大腸、膀胱、胃、小腸等體內的各種器官被冷氣侵襲造成感冒。也就是說感冒是氣滯的現象。

因此得到全身痠痛的感冒時，首先要讓身體發熱出汗。然而醫學界無視這類的陰陽之法，強調只要消滅病毒就能治好感冒。

流行感冒雖然是因為病毒傳染引起，但首要的原因是過度飲水的習慣造成體內的熱氣韻不足。只要適當的飲水就不會罹患感冒。

得到感冒時要節制飲水，執行下列事項就能親身體會我的看法是否正確。

喉嚨腫痛的感冒

咳嗽、有痰、喉嚨腫痛、發燒，這種情況用適量生栗子內皮加食醋熬水飲用，使身體出汗，就會有神奇的功效。嚴重的感冒服用一至三次也可治癒。如果沒有生栗子內皮，可以買五～七瓶優格加熱飲用。

骨頭痠痛的感冒

感冒時出現虛汗、渾身痠痛等症狀，女性患者出現膀胱部位痠痛、尿不乾淨等症狀，可以用六克人參煎水，然後用煎好的水沏鹽水趁熱飲一～三次，使身體出汗。如果沒有人參，可以用三茶匙咖啡加一茶匙鹽煎水趁熱飲用，使身體出汗，如此感冒即可痊癒。

流鼻涕渾身發冷的感冒

感冒時出現流鼻涕、打噴嚏、渾身發冷、皮膚疼痛、噁心嘔吐等症狀時，用熱水沖一大匙辣椒粉或一匙生薑茶，裡面加三匙紅糖或蜂蜜服用，渾身出汗，腰背肩胛感覺到發熱，服用一至三次就會好轉。如果沒有好轉就只吃乾的食物，二至三天盡量不飲水。如果仍然沒有好轉請去醫院檢查肝臟是否有問題。

17 直腸癌和痔瘡

直腸和肝臟在人體結構上雖然距離遙遠，然而直腸異常時會讓肝臟遭受致命的打擊。倘若有嚴重的直腸癌或痔瘡，不能隨便服用韓藥或刺激性強的的民俗藥劑。

有嚴重直腸癌或痔瘡的人請嚴格執行【肝病】篇的飲食調整法。並到藥房購買二至三斤的榆樹皮熬煮，將熬煮好的水加入烤過七次的竹鹽，再用注射器於早晚灌腸，就能見效。

灌腸的療法要執行至醫院診斷為痊癒後，就算再不方便也要持續的執行。灌腸後請塞入軟墊。

18 黃疸

黃疸基本上是肝臟和膽囊異常產生的症狀。

有黃疸的人請嚴格執行【肝病】篇的飲食調整法，並採用下列的處方。

在這裡煮茵陳蒿四〇克、枸杞二〇克、甘草十五克（一天份量），早晚喝水的時間服用更好。但是吃早晚兩餐時，要在吃完早餐一個小時後服用。一天三餐時，每餐餐後兩小時服用，長期服會才會有效。

然而這個治療法對於肝癌末期的黃疸沒有什麼特別的效果。

19 愛滋病

現今，全世界陷入愛滋病的恐懼之中。然而以陰陽之法來看，愛滋病卻是比癌症更容易治療的疾病。

和感冒一樣，愛滋病是因為人體的陰陽循環失調而發生的疾病，其並非起因於外界入侵的細菌。因此只要陰陽調和就能恢復。

根據陰陽之法觀看愛滋的原因和傳染的過程。

宇宙的包羅萬象是根據陰陽順行的法則運行。換句話說，陽和陰相遇後合而為一才能發揮作用，陰也要和陽結合才能產生作用；相反的，陽和陽相遇、陰和陰相遇，只會互相衝突破壞。負極和正極結合才能點亮燈泡，負極結合或是正極結合，不會產生任何作用。

人類同性戀愛時雖然會有暫時的性快感，然而陽與陽結合、陰與陰結合產生逆行現象，時間過得越久就會喪失陰陽的均衡，造成免疫力缺乏症，產生愛滋病菌。

當然除了同性戀之外，也有許多造成免疫力缺乏的環境條件。由同一個層次來看愛滋病，雖然像流行性感冒一樣是因為傳染病毒發病，然而病菌是在當事者氣滯時才趁虛而入。

總之，不要被愛滋病的恐怖所動搖，只要根據生命之法吃喝，就算和愛滋病病人發生性關係，也絕對不會被傳染。倘若有人擔心感染愛滋病，而陷入痛苦之中，請不要過度擔憂，只要忍耐並執行下列的飲食調整即可。

首先像肝病病人一樣採早晚一日兩餐法，氣韻衰弱的人可採一日三餐法，徹底遵守飲水的時間。不管多麼想飲水也要配合時間飲用，一定要遵守【肝病】篇的禁忌事項。要注意的是採早晚一日兩餐後氣韻有衰退症狀時，應立刻變更為一日三餐。

過了五至十五天就會充滿朝氣。紅色的斑點將轉變為藍黑色，再過幾天會變成黑色。過了一至三個月，一整天都不會感到口渴，三個月後到醫院再次接受檢查看看是否有好轉。屆時一定會有好消息。

以麵包為主食的西方人，不要和湯等液體食物共同食用，只要以麵包為主食，單獨吃就會有效。倘若要打點滴，也要利用晚上的時間，以痊癒為目標，逐漸減少注射量和次數。白天是熱氣韻旺盛的時間，打點滴時會和熱氣韻衝突。

不要太過焦急，根據自己的情況和體質實踐飯水分離，除了瀕死的病人外，其他病人都會有很好的效果。

20 骨髓炎和骨骼疏鬆症

骨髓炎就字面上的涵義就是骨頭內發炎的疾病，是一種不管醫學有多麼發達都無法痊癒的疾病。然而根據生命之法，並沒有這麼難對付。

骨髓炎的病人遵守【肝病】篇的飲食調整法，氣韻不足時，可改為一日三餐。並且併行下列方法，就會有好結果。

① 用餐前吃適量的胡桃後再吃飯。

② 在十全大補湯內加入金銀花二〇克、薏仁二〇克、木瓜八克、牛膝八克，並在喝水的時間服用。

根據此療法，大約十五天至一個月就能看出效果。服用量一杯就夠了。採早晚一日兩餐的人，要在吃完早餐後一個小時，晚餐後兩小時各服用一杯。

骨骼疏鬆症是近來四十歲的女性經常發生的疾病。用照片拍攝骨骼疏鬆症患者的骨頭，會發現骨頭就像放入小蘇打粉的麵包一樣，裡面都是空心的。這就像在我們平時吃喝的食物內放入小蘇打粉製成的食物。

不懂得飯水分離，也就是陰陽的法則，不加以分辨地吃喝，就像吃了加入小蘇打粉的食物。因此要找到不放小蘇打粉的食物的方法，便是在餐後兩小時飲水的方法。

骨骼疏鬆症的病人可採一日三餐和一日兩餐，藥物只能在飲水的時間服用。倘若能採早晚一日兩餐時，就算不吃藥，症狀也會快速好轉，六個月至一年後，再次檢查就能確認效果。但是絕對不能食用豬肉和紅豆，菜餚內可用少許的蜂蜜和糖提味。

21 阻塞血栓性血管炎

阻塞血栓性血管炎是下方大動脈異常，會產生劇痛和腳趾頭潰爛的疾病。

現代醫學界只能做切除手術治療。可是做了一兩次手術後，有很多人最後連腿都切除了，而且還會留下阻塞血栓性血管炎特有的疼痛，罹患這種疾病的患者真是苦不堪言。

請忍耐並且嚴格執行飲食調整，就會有好的成效。

罹患此疾的人和肝病病人一樣必須徹底執行早晚一日兩餐，並到中藥房購買白芍藥和甘草熬煮，在晚上飲水的時間服用。一天份為白芍藥三〇克和甘草一〇公克，服用三十天後，停止服藥，用水代替。

五～十五天內就能舒緩疼痛症狀。執行六個月以上的早晚一日兩餐法後，根據個人的環境，可變更為午晚的一日兩餐。以麵包為主食的西方人，採用上述的處方也會有相同的效果。

22 關節炎

全身的關節出現炎症稱之為關節炎。根據症狀形態可區分為結核性關節炎、退化性關節炎，以及多發性關節炎，大部分的人長時間到大醫院治療，卻無法獲得預期中的成效。

若能實踐飯水分離，同時併行醫院的治療就能有加倍的成效。尤其是體重過重引發的關節炎，完全不吃藥，調整為早晚一日兩餐就能快速治療疾病。

結核性關節炎

結核性關節炎是結核菌滲透至每個關節的病，特徵是非常疼痛。這類的患者應吃早晚一日兩餐，並徹底遵守【肝病】篇的禁忌事項。可以吃生肉、生魚片，然而油、醋還有放在冰箱儲存的冷食都是毒藥，最好儘量避免。

結核病服用下列材料熬煮的中藥會有更棒的成效。

服用熟地黃、白芍藥、川芎、當歸各一〇克，香附子八克，砂仁、木瓜、桑白皮、黃芩、澤瀉、五味子、桔梗、麥門冬、肉桂、乾薑、連翹、牡丹、陳皮、山茱萸、貝母、遠志、黃蓮各六克，杏仁、瓜蔞仁各四克（一天份），配合飲水的時間一天飲用兩次（早上和晚上），吃到痊癒為止。

多發性關節炎

多發性關節炎是指從手指、腳趾到手臂、腿，全身關節疼痛的症狀。該情況也要徹底遵守【肝病】篇的禁忌事項，根據自身的情況採一日三餐或一日兩餐皆可，並且實施飯水分離。

將蜜栗或橡子泡在水中，泡到變色後，在飲水的時間喝一小杯，長期服用就能看出效果。請持續治療六個月到一年。

腳腕關節

腳腕疼痛、冰冷、浮腫，或有各種疼痛時，將黃豆芽湯或海帶湯煮鹹一點，早晚一日兩餐時在晚飯後兩小時服用，其他則在午餐後兩小時服用。請記住持續服用三天，接下來休息兩天，用這樣的方式持續到病痊癒為止。

膝蓋關節

膝蓋疼痛、膝蓋積水、寒冷引起的浮腫，並且伴隨嚴重疼痛時，將所有的菜餚拌黑糖調味，吃甜一點。待病情痊癒後不要吃太甜。

本治療法對於退化性關節炎已經沒有軟骨的人無效。此時不要依賴其他療法，請配合個人的情況實踐飯水分離。

手腕關節

手腕關節異常、冰冷或疼痛，或有各種不適時，將菜餚拌入辣椒粉，吃辣一點，並在飲水的時間喝一杯生薑水。吃太多辣的視力會減退，待病情痊癒後，就不要再吃辛辣食物。

肩膀（肩關節）和手指關節

肩膀和手指關節有各種不適症狀時，在飲水的時間喝一小杯用蜜栗或橡子泡過的水，最好能長期服用。

手肘關節炎

手肘關節炎最好用苦菜。到漢藥房購買一斤苦蔘，取適量浸泡在水中，並於飲水時間飲用一小杯，就能看出效果。

髖關節和腳趾關節

髖關節或腳趾關節疼痛，或有各種不適症狀時，用餐時吃一匙天然醋，最好能在飲水時間喝一杯梅子茶，就會有良好的功效。

上述的療法是我經常運用並且確認的方法，請抱持著信心和愉悅的心情實踐。

23 貧血

一般常識認為貧血是特定營養不足，要吃好一點才會痊癒。然而實際上只要不好好吃飯，貧血的症狀就會立刻加劇。

以陰陽的法則來看，貧血也是因為吃了像是加入小蘇打粉一般的食物，導致所有細胞浮腫所產生的現象。就像春天時要將突起的大麥田踩平，只要調整飲水的時間，安撫浮腫的細胞，貧血症狀就會消失。

為貧血症狀所苦的人，請參考【骨骼疏鬆症】篇的注意事項實踐飯水分離，就能見效。但是白血病產生的貧血原因不同，需要接受另外的諮詢和指導。

24 頭痛

頭痛並非只有腦部出現異常才會發生，五臟六腑陰陽失調也會造成頭痛。頭痛的種類繁多，無法一一說明，以下列舉說明幾種常見的症狀。

額頭疼痛的頭痛

臉部熱氣上升，額頭就會疼痛的人，務必少食。將黑砂糖入菜後，吃甜一點，就會在短時間內看到成效。

偏頭痛

偏頭痛時，吃飯時喝一匙天然醋，嚴禁食用油膩的食物，以少食為主，就會在短時間內見效。

太陽穴頭痛

太陽穴疼痛時，通常連眉稜骨都會疼痛，此時就算吃藥也沒有太大的幫助。這種症狀一樣要少食，在飲水的時間喝一小杯用蜜栗或橡子泡過的水，就能在短時間內見效。

後頭痛和前頭痛

所謂後頭痛就是脖子後方劇烈疼痛，前頭痛是指頭部中央，也就是百會穴疼痛。這些症狀一般都由高血壓引起，就算不是高血壓，吃太鹹的食物也有可能會引發頭痛。可至中藥房購買三百克苦蔘熬煮，在飲水的時間服用一小杯。

頭部寒冷的頭痛

頭部過冷、過虛、疼痛、像風吹的頭痛，將四〇~六〇克溫熱的糯米糕用紗布包裹起來，一天一次敷在頭上。以溫熱的食物為主，就能在短時間內見效。請記住絕對不要吃從冰箱中取出的冰水或冰淇淋等冰涼的食物。冷頭痛持續太久會引起腦瘤，在痊癒之前要持續實踐飯水分離。

低血壓頭痛

因低血壓導致後頸部僵硬的頭痛，或是暈倒時，用熱毛巾敷在頭上就能立即見效。採早晚一日兩餐，三四天喝一次黃豆芽湯或海帶湯，於晚餐後兩小時的飲水時間喝一碗就能治癒。

高血壓頭痛

因高血壓引起的頭痛，採用每晚用熱水泡腳的足湯法，泡三十分鐘以上，之後在隱白穴放血就能見效。此時避免油膩的食物，採用早晚的一日兩餐，才能做根本的治療。倘若很難調整至早晚兩餐，那麼就改成午晚兩餐，晚餐後要節制飲水，午餐和晚餐之間可以盡情的喝水，就能見效。

有人血壓在二百至三百時都沒有任何異常，就算飲酒吃肉也不會有特別的症狀，一樣可以健康的生活。然而醫生看到血壓劑的數值會很吃驚，擔心立刻出事。這些人是原發性高血壓體質，服用降血壓藥，反而會讓生理機能麻痺，甚至造成半身不遂。原發性高血壓的人請不要隨便服用任何藥物。

25 精神病

精神病有各種原因，不管是誰請實踐飯水分離及下列事項就能快速恢復。

有暴力傾向的精神病（木）

有打人、摔東西、尖叫、口出惡言、亂吐口水、睡不著、吃不下等暴力性的症狀。出現這類症狀時，首先應採緊急措施和外界隔離，以素食為主，菜餚內添加許多天然醋，製作成酸甜口感。口渴到呻吟喊著「水、水、水」之前都不要給水，三至七天後盡情的飲用濃醋水，發作症狀就會神奇的穩定下來。之後六個月至一年嚴格執行早晚一日兩餐，菜餚內添加許多天然醋。發作情況嚴重時也可和醫生的處方藥物併行。首先讓病情穩定下來，再慢慢減少用藥，就可恢復正常。

傻笑的精神病（火）

一個人獨自傻笑，臉部發熱脫衣服，這是自己想做的事不能如願以償，心中留下遺憾，或是失戀時主要發生的症狀。此時到中藥房購買苦參六百克、甘草三百克，一次熬煮四克苦參和兩克甘草，一天兩次在飲水時間飲用，就能見效。

陷入深思的精神病（土）

不相信別人的話、獨自陷入深思中自言自語、將房門反鎖、陷入空想和妄想之中唱歌、討厭四周凌亂。只要讓他們五至七天內每餐吃含糖分高的麵包，不吃任何菜餚，飲水時間用豆芽湯代替水，就能在快速的時間內好轉。症狀好轉後採早晚一日兩餐，菜餚製成甜、辣、酸、澀等口味，一定能見效。

經常哭泣的精神病（金）

經常放聲大哭，只要發揮同情心就有過度想幫助他人的症狀。而且很快就改變心意，經常會把自殺的話掛在嘴邊。此時採早晚一日兩餐，將菜餚弄辣一點，到中藥房買一斤乾薑製成粉末，早晚飲水的時間加入一茶匙飲用，就能見效。

陷入恐懼之中的精神病（水）

陷入恐懼中，覺得好像會有鬼來抓自己，一點小事也驚嚇得不得了。此時採早晚一日兩餐，將鹽翻炒七次，早晚飲水的時間加入一茶匙飲用，倘若出現胸悶的現象，就省略晚上，只在早上飲用鹽水。胸悶的症狀是因為心臟的熱度高所引起的突發症狀，只要調整鹽的分量，病情就能穩定下來。

隨時改變的精神病（三焦火）

清晨時怒罵、用餐時嘻嘻嘻的傻笑、大白天深思苦想、下午悲傷的哭泣、晚上恐懼害怕等出現各種症狀的病人。此時採早晚一日兩餐，三至七天左右不飲水，讓口渴的感覺越來越強烈。將蜜栗或橡子泡在水中，泡到變色後盡情的飲用，就有止痛劑的效果。先讓病情穩定後，再改為早晚的飲水時間喝一小杯，服用至痊癒為止。

26 癲癇

癲癇是幼兒時期受到驚嚇，在成長的過程中五臟六腑的陰陽失衡所產生的症狀，根據各臟器的虛實症狀會有些許差異。

抽筋後暈厥的癲癇（木、火）

肌肉痙攣後有抽筋或暈厥症狀的癲癇。此時採用一日三餐，到中藥房購買一斤苦參，取適量浸泡混合等量的天然醋，在飲水時間內飲用會有效。

想吐的癲癇（土）

在發作之前反胃有想吐的感覺，發作時會吐泡沫的癲癇病人應採用下列處方。

採用早晚一日兩餐，並在菜餚內加入黑砂糖。到中藥房買一斤甘草和一斤茵陳蒿，混合成等比例的茶，加入翻炒過七次的鹽，在早晚飲水的時間飲用一杯，就能盡快見效。持續調整半年到一年就會有驚人的好轉。

請記住絕對不要吃從冰箱中取出的水或冰淇淋等冰涼的食物，也盡可能不要吃生水果或生菜。

其他癲癇（金、土、三焦）

除了前述說明外，其他症狀的癲癇，基本上要徹底遵守一日兩餐，用橡子和生薑混合後煮成茶，加入一茶匙翻炒過七次的鹽，在早晚飲水的時間飲用，就能有很好的成效。一樣也要忌諱冰涼的食物。

27 腰痛

除了因意外導致脊椎彎曲的疼痛外，腰痛也是五臟六腑的陰陽失調所引發的疾病。

早上起床時的腰痛

早上起床時如果腰部疼痛等現象很明顯，稍作運動即可緩解。此時請徹底實踐飯水分離，在吃飯時服用一匙天然食醋效果會更好。

坐骨神經痛

坐骨神經痛的主要症狀為臀部冰冷、發麻疼痛逐漸向腿部延伸。此時以苦菜做為菜餚，到中藥房購買一斤人參煎藥，在飲水時間飲用一小杯就能見效。倘若十五天內沒有任何效果，那有可能是脊椎平衡的問題，需要到矯正處諮詢接受物理治療。

腰下部疼痛

腰下部疼痛的同時會伴隨後腦和後頸疼痛。此時在飲水時間可以飲用一杯放入少許栗子或橡子一起熬煮的優格，就能有良好的效果。

腰兩側疼痛

腰部兩側疼痛要使用以辣為主的食物，再配合煎製的濃薑茶，於飲水時間每日飲用一次，就能有良好的效果。

腰部中央疼痛

治療腰部中央疼痛，將竹鹽翻炒九次，在飲水時間每日服用兩次，每次一茶匙。如果服用後覺得胸悶悶的，可以減為兩天一次或三天一次。

肚臍周圍疼痛

以肚臍為中心，周圍疼痛的情況，在飲水時間用燒酒杯裝七成滿的天然食醋飲用。多攝取馬鈴薯。

第三章　其他疾病的飲食控制

1 循環器官疾病

①單純的心內膜炎
②急性細菌性心內膜炎
③心臟肥大症
④心臟瓣膜病
⑤高血壓、低血壓

⑥心臟性喘息

⑦狹心症

有上述症狀的循環器官疾病患者，要避免食用油膩的食物，以素食為主，實踐早晚一日兩餐。根據不同疾病併行韓藥或西藥，調整飲食就能在十五天內出現神奇的功效。

為低血壓所苦時，用熱毛巾敷在後腦杓（啞門穴和風池穴），高血壓時每兩天施行一次足浴，將腳泡在熱水三十分鐘以上。

2 呼吸器官疾病

①支氣管炎
②慢性支氣管炎
③支氣管擴張
④甲狀腺
⑤肺結核
⑥肋膜炎

有上述症狀的所有呼吸器官疾病患者，應避免食用含蜂蜜、糖等糖分的飲料或醋（酸泡菜無妨）和油膩的食物。想吃肉食時請攝取生牛肉或生魚片。

實踐一日三餐，倘若沒有預期中的效果，請變更為早晚一日兩餐，藥也配合飲水的時間服用，十五至二十天內就會有驚人的成效。

3 泌尿器官疾病

①腎功能不全症
②慢性腎臟炎
③腎虛
④血尿
⑤夜尿症
⑥淋病
⑦梅毒

有上述症狀的腎臟和泌尿器官疾病患者，要避免食用油膩的食物。只要徹底遵守飲水的時間，十五至二十天就會見效，實踐早晚一日兩餐，藥也配合飲水的時間服用會更有效。

但是腎功能不全症的病人絕對不能吃生冷的蔬菜水果。

4 新陳代謝疾病

①慢性風濕性關節炎
②偏頭痛
③顏面神經麻痺
④神經衰弱症
⑤歇斯底里
⑥癲癇

有上述症狀的新陳代謝疾病患者採一日三餐，徹底遵守二至三個月的飲水時間。待口渴的症狀消失，養成一天只喝一次水，或是二至三天喝一次水的習慣。改變為早晚一日兩餐，會有更好的效果。併行藥物時也務必在飲水的時間服用。

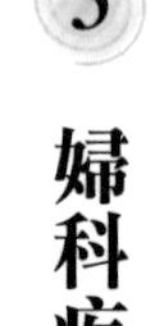

婦科疾病

①經痛
②月經過多症
③子宮內膜炎
④卵巢炎

有上述症狀的所有婦人患者，如徹底遵守飲水的時間，併行中藥或西藥就能有好的療效。

然而下列情況的不孕女性，需要更嚴格的飲食調整才會有效。

①懷孕二至三個月習慣性自然流產的女性
②重複幾次自然流產後不孕的女性

③從少女時期開始沒有月經或是幾個月才有一次月經的女性

④畏寒不孕的女性

⑤醫學上來看男女雙方無任何異常卻不孕的女性

符合上述情況的女性，實施早晚一日兩餐，併行治療全部都能如願懷孕。

卵巢阻塞的不孕女性，首先應遵守一至兩個月的飲水時間，待口渴感覺降低後，再實踐兩個月早晚一日兩餐，之後併行醫院的疏通法就能見效。

6 小兒科疾病

孩子從幼兒時期好好照顧健康，就會健康強壯的長大。

幼兒時期生病的過程大致上可區分為四種：

第一，感冒引起的情況。這能用藥物輕鬆解決。喉嚨腫痛造成咳嗽，吃藥也無法治癒的情況，將優格加熱後飲用就能有良好的療效。

第二，食滯引起的情況。身體發熱、上吐下瀉的情況，無法服用藥物時，可用針灸針或扎針放血（如圖一所示），再用熱毛巾熱敷三十至四十分鐘。之後再吃藥就會有良好的效果。

第三，驚嚇引起的情況。有發燒、睡

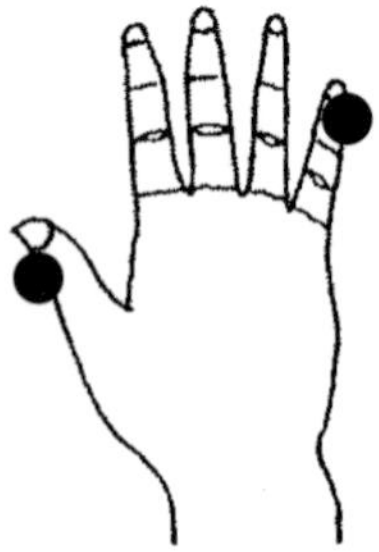

食滯時用針灸針或扎針放血的部位

（圖一）

覺時會突然驚醒哭泣、微燒、解綠色的糞便等症狀。這類的情況用針灸針或扎針放血後（如圖二所示），再吃藥。

不可小看幼兒驚氣的症狀。太過輕忽有可能會變成癲癇。無法用言語表達的幼兒時期受到嚴重的驚嚇，會變成一輩子的包袱。這雖然和現代醫學的說明不同，然而實際上為子女的癲癇所苦的父母一定相當認同我的理論。

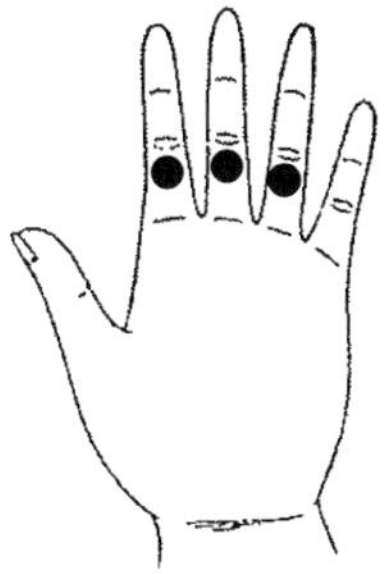

驚嚇症狀
三天內放血的部位

（圖二）

癲癇快則在六歲發病，慢則到十歲、二十歲、三十歲、四十歲、五十歲才發病，原因是受到突如其來的打擊，或是想做的事情無法如願以償，可說是心靈的傷痕。

癲癇病人當中有看到火就會發作的人、看到水就會發作的人、睡覺發作的人、在人多的地方就會發作的人等各種類型，然而這些都和小時候受到嚴重打擊有關。因此一定要按照上述的指南，化解子女的驚氣。

用針在上述的部位扎針，會流出許多黃色的液體。按壓扎針的部位讓血和黃色的水流出。

第四，和便祕有關的情況。要好好觀察孩子是否有便祕和腹瀉。出生六個月之前孩子的腦壁尚未完全變硬。便祕持續太久，食物的毒素無法完全解毒。倘若毒素損害腦部，就會造成小兒麻痺的症狀。長期的腹瀉會造成營養不良和陰陽失調，也會產生各種損害。

吃藥後孩子的腹瀉和便祕沒好轉時，請根據下列的事項施行，就會有神奇的效果。

首先在讓便祕所苦的孩子喝奶或吃飯前，先飲用一匙紫蘇子油。喝奶的嬰兒喝一小茶匙、吃飯喝奶的兒童喝一匙兒童專用湯匙，症狀嚴重時一至兩次服用三匙就能解決。吃過多的紫蘇子油也不會有副作用，因此請放心食用。

為腹瀉所苦的孩子，不管是喝奶的嬰兒還是吃飯的兒童，從早上到下午四點不要喝任何一滴水，禁食後在白天用溫熱的毛巾熱敷三十至四十分鐘以上，十之八九都會痊癒。沒有任何效果的孩子飲用加了一匙麵粉的水就會恢復正常。之後再前往韓醫院食用符合孩子年紀的鹿茸，腹瀉引起的虛弱就會快速消失。

7 肥胖

肥胖大致上可區分為增值型肥胖和肥大型肥胖。首先增值型肥胖大多發生於二十歲以下的人，肥大型肥胖大多發生於三十歲之後的人身上。

二十歲以下會發生增值型肥胖的原因是營養攝取過多和運動不足。人體的細胞會隨著年齡慢慢增加後成長。攝取過多營養、運動量不足，結果會導致皮下組織和內臟組織的脂肪堆積，產生細胞急速成長的增值型肥胖。也就是說十五歲需要成長該年紀所需的細胞，然而十五歲時，細胞卻增值成相當於二十歲的細胞，形成增值型肥胖。

三十歲之後經常發生的肥大型，其肥胖發生原因，男性和女性各不相同。女性大多是因為妊娠中毒症、腹腔鏡和子宮手術、生產後不當保養身體等原因產生的肥胖，男性主要是因為職場生活的壓力、過飲、過食、壓力和運動不足等造成肥胖。

二十歲以下的增值型肥胖可說是父母的責任，然而三十歲之後的肥大型肥胖則是因為沒有採取全方位的身體管理，應該要對自己負責。

肥胖當中二十歲以下的增值型肥胖、妊娠中毒症產生的肥胖，還有腹腔鏡手術後遺症產生的肥胖，很不容易消除。這些肥胖類型是因為皮下組織和內臟組織充滿了脂肪，皮膚有彈性，活動時也不會感到疲倦。

這種體質倘若快速的甩掉肥肉，雖然能立即見效，然而往後一定會出現後遺症和副作用等症狀。因此不要太過焦急，將時間拉長。初期要調整為不再發胖，之後再減肥就能恢復正常體重過著健康的生活。

三十歲之後的肥大型肥胖不是因為吃得太多而產生，有時即使只吃得很少也會變胖。這種類型的肥胖，皮膚沒有彈性，會容易感到疲憊和呼吸障礙。

肥大型肥胖採用流汗的物理療法就能立刻瘦下一至二公斤，或是多花一點心思調整飲食體重就能下降。然而只要太過放心體重又會很快上升。

肥胖的人先判斷自己是增值型肥胖還是肥大型肥胖，究竟是易瘦體質還是不易瘦體質，並根據下列指南調整飲食。

十歲以下的肥胖症

十歲以下的兒童如果有肥胖的趨向，只要養成餐後一至二小時飲水的習慣，一輩子都不用擔心健康。倘若養成這種習慣，就不用擔心肥胖，可以過著健康的生活。父母要多花一點心思，即使喝牛奶和飲料，也要利用飲水時間喝。

並且觀察子女的體質是陰體質還是陽體質，倘若判定是陰性體質，那麼在吃完冷食後一定要吃一些熱食，父母若能多花一點心思，子女就能健健康康的成長。

十至二十歲的肥胖症

採用一日三餐，水在用餐兩小時後、下一餐兩小時前飲用。飲水的時間可以喝牛奶和飲料。但是根據體質，應少吃冰涼的食物，或是添加太多砂糖的飲料。

用餐後兩小時才開始飲水，若產生便祕症狀時改為餐後一個小時飲水就能復原。限制飲水的時間，初期半個月會很辛苦，然而口渴的感覺會逐漸減退，之後就不會想喝水。不想喝水時最好不要喝水。沒有必要被「一天要喝幾公升水」的固定觀念限制，強迫自己喝下過多的水。

用這種方式調整後，倘若體重還是不下降，就要調整為午晚一日兩餐，只能在午餐和晚餐之間喝水，晚餐後不要喝水。一定要記住，要在十點前吃晚餐。

倘若書讀到很晚也絕對不要吃宵夜。宵夜會妨礙細胞的活動，就像毒藥一樣，請務必銘記在心。

二十至三十歲的肥胖症

二十至三十歲之間的肥胖大部分都是二十歲以下的增值型肥胖，然而近來因為營養攝取過多和運動不足導致有肥胖增多的趨勢。

二十歲以前的增值型肥胖持續的情況，按照前述說明需要長期調整飲食，轉變體質，二十歲以後的肥胖要採一日三餐，並遵守飲水的時間，五至十五日內體重就會明顯下降。倘若想快速見效，可調整為早晚兩餐或午晚兩餐。

三十至四十歲的肥胖症

三十至四十歲的肥胖有各種原因。女性大多是妊娠中毒症、產後調理錯誤、腹腔鏡手術、子宮手術後遺症等原因。當然攝取過多食物，或是習慣將飯泡在湯或水裡吃的習慣也是重要的原因。

錯誤的飲食習慣造成的肥胖症，採用流汗的療法、適當的健康食品或飲食調整就能在短期內讓體重降低至健康的水準。然而妊娠中毒症或腹腔鏡手術、子宮手術、產後調理錯誤所產生的肥胖不僅難以減重，若採用過度的減肥方式一定會產生副作用。

男性的情況主要是因為過飲、過食、沒有節制的食慾、錯誤的飲食習慣等造成肥胖，只要嚴格遵守飲水的時間五至十五天內一定能見效。實踐早晚或午晚的一日兩餐會更有效。請記住不要吃蜂蜜、糖、豬肉、香瓜、西瓜和桃子。

四十至五十歲的肥胖症

四十至五十歲的男性最容易承受壓力的時期。過飲和過食的誘惑太多，再加上運動不足，這個時期的男性得到肚子突出的肥胖是理所當然的現象。

相反的女性的情況，四十歲後從家庭中解放，朋友間的聚會等吃吃喝喝的機會變多了，就會造成肥胖。

無論是什麼原因只要採一日三餐，五至十五天內就能見效。若想在短期內見效，只要調整為早晚兩餐或午晚兩餐即可，在減重的過程中絕對禁止食用蜂蜜、糖、豬肉、香瓜、西瓜和桃子。

五十歲以上的肥胖症

五十歲之後的肥胖與其說是過飲和過食，還不如說是吃飯和水類一起食用的錯誤飲食習慣和運動不足所造成。若能調整為早晚一日兩餐，就能踏向健康長壽之路。一樣不要吃蜂蜜、糖、豬肉、香瓜、西瓜和桃子。

8 腹瀉

習慣性腹瀉

現今的西洋醫學營養學說限制了全人類。許多人在營養學說的暗示下吃吃喝喝，結果卻對成人病和絕症束手無策。

我領悟陰陽的法則之後建議乾脆忽視營養學說。計較營養學說的人不管幾個博士學位，對於生命之法，就像喝奶的孩子一樣無知。

持續數十年只要一吃東西就得去上廁所的人，可採一日三餐，徹底遵守飲水的時間，避免吃生的蔬菜水果，五至十五天內就會有神奇的效果。倘若沒有期待中的效果，改變為午晚的一日兩餐，就能立即止瀉。但是絕對要禁食生的蔬菜水果、冰淇淋、涼的食物、油膩的食物等。

一般腹瀉

經常性的腹瀉一般認為是腸胃不好。當然腸胃不好會經常腹瀉，但肝臟功能弱或身體內部過涼也會引起腹瀉。

肝臟功能差的人吃油膩食物和肉類就會腹瀉，體內過冷的人吃涼的食物或過飲就會腹瀉，腸功能不好的人吃水果蔬菜也會腹瀉。

因此為腹瀉所苦的人不要認為是自己的腸胃不好，要仔細觀察吃了哪些食物後症狀加劇，這樣才能對症下藥。

然而實踐飯水分，肝功能差的人要少吃肉和油膩的食物，體內過冷的人要少吃生冷的食物並且少喝酒，腸功能不好的人要少吃水果蔬菜，這樣就能恢復健康的生活。

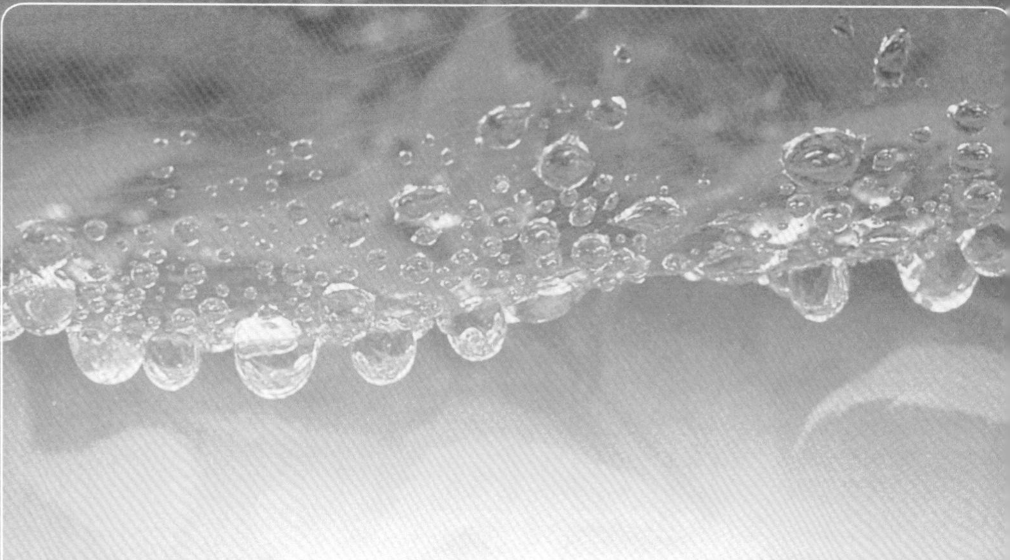

Part 5

總論篇

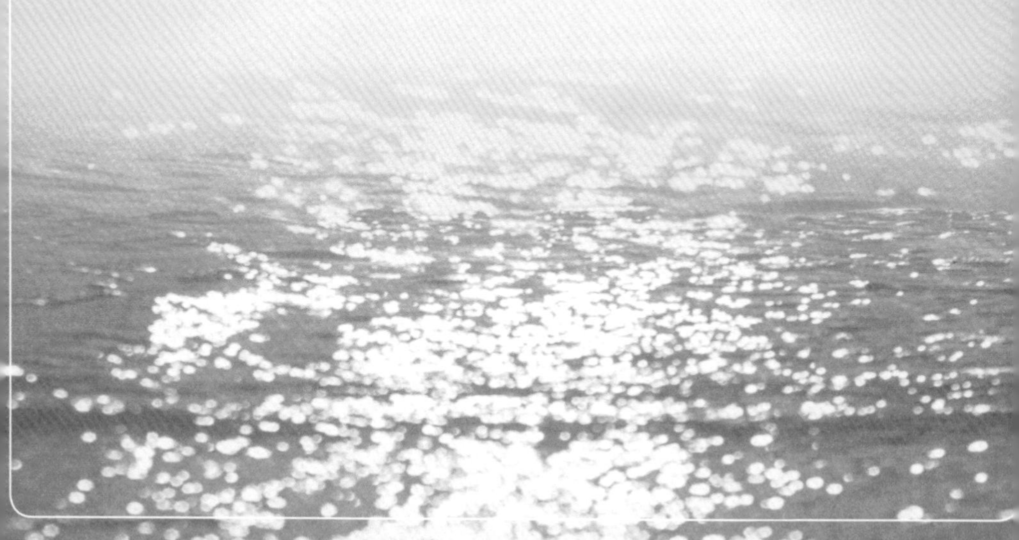

第一章　從誕生到永生

1 以生命之法為根基的陰陽理論

地球根據陰陽二氣的循環，不停轉動著春、夏、秋、冬四季。而萬物也隨著這些季節的變換更迭生死，人類的生命因此得以延續下去。

由此可知，人類的生命與陰陽氣運有著奧妙且密切的關係。故所謂的生命之法，就是將大宇宙的陰陽變化正確運行於小宇宙人類體內的偉大使命。而生命之法貴為保衛人類生命之本的真實法則，更應以實證經驗做為基礎。

將一年縮至一日的節氣與時間對照表

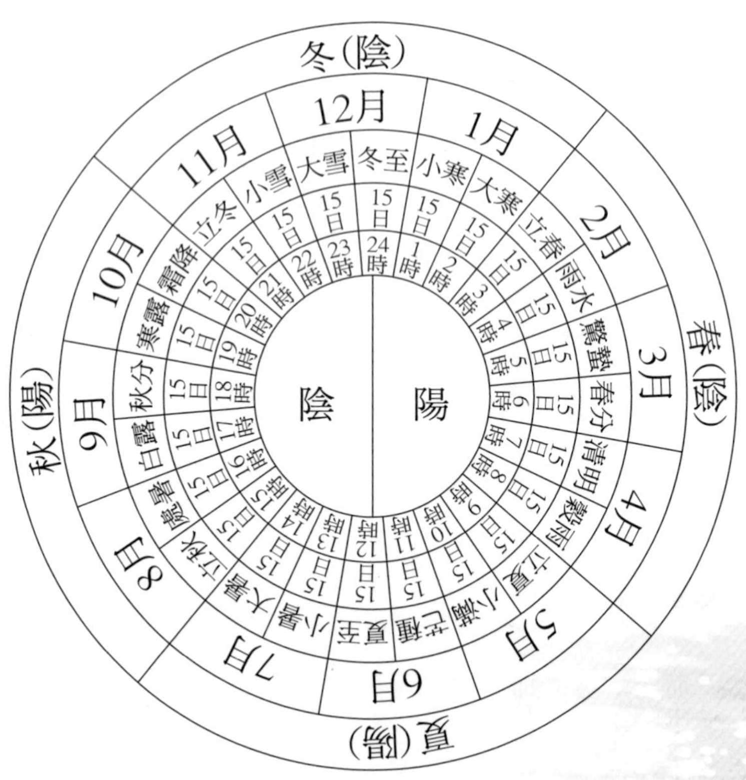

人體細胞的組成

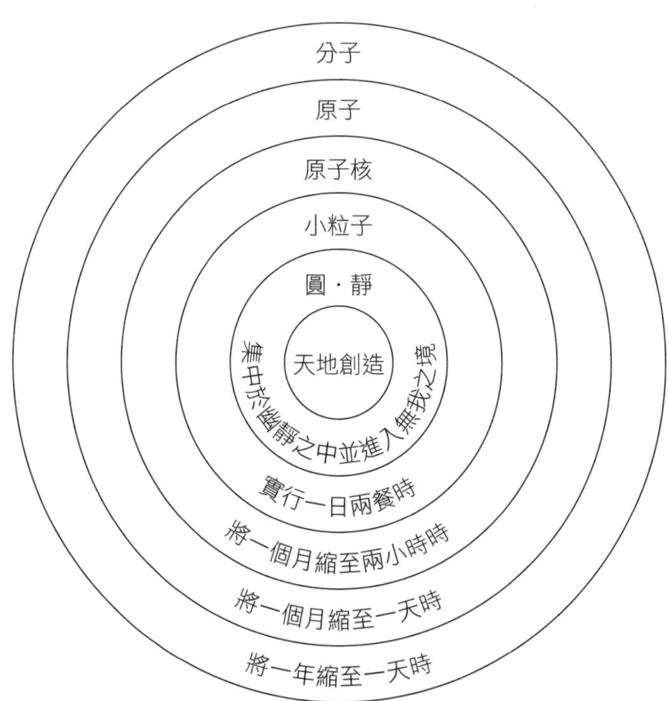
分子
原子
原子核
小粒子
圓・靜
天地創造
集中於幽靜之中並進入無我之境
實行一日兩餐時
將一個月縮至兩小時時
將一個月縮至一天時
將一年縮至一天時

也就是說，飯水分離完美結合了預防醫學、囊括不治之症的萬病通治之法，以及令人類生命得以永恆存在的不老健康長壽法。

根據前述所言，身為小宇宙的我們的生命，會跟隨陰陽二氣循環，也就是二十四節氣的更迭而變換經脈，人體細胞也會隨之維持在無盡的生成過程中。

就像食物是陽而水是陰，也可以說白日是陽而夜晚是陰。例如春天流行嗜睡症的原因，正是因為春天是一年之中屬陽的火氣攀升的時期，若因為無節制的飲食而在日間產生水氣，反而會澆息剛要開始增強的火氣。

因此早餐時必須食用乾飯與乾小菜，不可以喝湯水，並且實行一日只進食早晚兩餐。這就是正確的生命之法，更可以說是萬病通治之法。古時秦始皇想要得到的長生不老藥究竟在哪裡呢？其實就在我們自己的體內。

如果我們人體內的陰陽循環正確運行，即使吃了沒營養的食物，也不會造成營養失調。因此只要徹底了解陰陽理論並改變一些飲食習慣，即使病痛找上門來，身體也擁有立刻將它趕走的力量。

地球在一年之內進行兩次陰陽變化，而我們的人體也與地球的四季和二十四節氣的運行絲毫不差地變換著。地球因為陰陽與四季節氣變化而得以維持生死輪迴，人體也能在相同的層面進行陰陽循環。

二十四節氣

春（二月至四月）

立春　二月四至五日
雨水　二月十九至二十日
驚蟄　三月五至六日
春分　三月二十一至二十二日
清明　四月五至六日
穀雨　四月二十至二十一日

秋（八月至十月）

立秋　八月八至九日
處暑　八月二十三至二十四日
白露　九月八至九日
秋分　九月二十三至二十四日
寒露　十月八至九日
霜降　十月二十三至二十四日

夏（五月至七月）

立夏　五月六至七日
小滿　五月二十一至二十二日
芒種　六月六至七日
夏至　六月二十一至二十二日
小暑　七月七至八日
大暑　七月二十三至二十四日

冬（十一月至一月）

立冬　十一月七至八日
小雪　十一月二十二至二十三日
大雪　十二月七至八日
冬至　十二月二十二至二十三日
小寒　一月六至七日
大寒　一月二十至二十一日

想必有許多人想知道地球是什麼時候進行陰陽變化的。地球可以說是從十二月二十二日冬至起開始產生陽氣，而到了六月二十二日夏至起開始產生陰氣。

不過冬至原本就是與大寒、小寒等極度寒冷的氣候最接近的節氣，怎麼會是陽氣開始啟動的時機呢？其實只要過了冬至，白日就會越來越長，也就是太陽進行移動的開始，所以才被視為陽氣啟動的時間點。同樣的，雖然夏至是與大暑、小暑等最為炎熱的氣候最接近的節氣，但因為此時太陽也開始移動，白日逐漸縮短，屬於陽氣的時間逐漸短少，才會被視為陰氣啟動的日子。

然而陽之中必定有陰，陰之中也必定有陽。因此屬陽的季節中，春天屬陰而夏天屬陽；屬陰的季節中，秋天屬陽而冬天屬陰。

不過有趣的是，月亮也是在規律的循環下繞著地球旋轉的。地球繞行太陽一周需要一年，並同時循環一次陰陽；而月亮繞行地球一周需要一個月，且也在同時完成一次陰陽循環。

太陽、地球與月亮這三種循環毫不間斷地運行，不僅使陰陽不停變換，也同時讓我們人體循環有了規律。月亮在一年之內繞行地球十二次，並將太陽軌道分成二十四等分。而我們將這二十四個等分點視為節氣，創造了區分氣候的陰曆。另外，若將六個月一次的陰陽更迭比喻成一天，則陽氣於夜晚十二點起產生，陰氣於中午十二點開始啟動。

我們人體是一個小宇宙。我們的經脈也跟大宇宙一樣，在上午（白日）由右至左流動，在下午（夜晚）由左至右流動。而以肚臍為中心的上半身與下半身，以及男女的循環流動也互相不同。

像這樣的原理不僅無法以肉眼察覺，也無法以現在高度發展的科學來辨別。這是用何種現代醫學的診斷與檢查，或任何方法都無法明確解釋的奧妙現象。

只有利用針灸法才能明確地分辨這種流動方向，而必要的話，我也能舉出無數個實例來解釋這個理論。對於腹瀉或下痢的患者，在上午或下午於完全相同的部位施予針灸，卻有完全不同的效果，可能讓患者得救，也可能將患者推向死亡的邊緣。

我們身體內的陰陽變化，是對應著大宇宙陰陽變化的縮小版。若找到這兩者之間調合的奧妙，不僅能治療萬病，更能維持、保有無病長壽的身軀。因此實行一日早、晚兩餐且將飯與水分開的飯水分離，就能找到治療萬病且不老長壽的萬靈丹。

無論是醫學界、一般民眾或患者，都必須敞開心胸，謙虛地接受這樣的陰陽理論。

我們將二十四節氣縮短成一天二十四小時，並將結果列成下表：

24點冬至	★6點春分	12點夏至	☆18點秋分
1點小寒	★7點清明	13點小暑	☆19點寒露
2點大寒	★8點穀雨	14點大暑	20點霜降
3點立春	9點立夏	15點立秋	21點立冬
4點雨水	10點小滿	16點處暑	22點小雪
5點驚蟄	11點芒種	☆17點白露	23點大雪

根據上表的標示，在標示★的時間內食用早餐，在標示☆的時間內食用晚餐，再將進食與飲水分開，就是一日進行早晚兩餐的飯水分離陰陽飲食法。

另外，在食用早餐時只能吃固體食物，而不能飲水或喝湯的原因，是由於上午六點至八點分別為春分、清明與穀雨，也就是一年之中的三至四月。若是在這段最為乾燥炎熱的節氣中飲水或喝湯，就會將啟動中的火氣熄滅。

那麼為何在白日不能食用午餐或喝水呢？我們吃進食物後，食物在胃裡消化並完全送到腸道需要六個小時。若保持腸胃清空，所有細胞都會收縮並產生火氣。這時剛好是下午一至兩點，也就是最接近炎熱的大暑與小暑的夏季時期。

因此我們必須在太陽運行至最高度的時間內將腸胃保持淨空，讓身體能將太陽能量全數吸收至體內，為所有器官與組織細胞帶來力量，強化對抗病魔的抵抗力，並累積能夠令身體回春的氣韻。我因此勸導各位，將此視為一種修煉的過程，切勿在白日隨意進食或飲水。

而且這也與體內老廢物質排泄的規律有關。如果要將黏在飯鍋上的飯粒去除乾淨，該怎麼做呢？如果硬是要把飯粒刮起，不僅會傷害飯鍋，也可能會清不乾淨。但若將飯鍋放在文火上慢慢地刮，就能順利地清洗飯粒。同樣地，若將腸胃保持清空並讓體內充滿最高度的火氣，附著在血管內的膽固醇或其他所有老廢物質就能有效地排出體外，使身體能達到完全解毒的功效。

那麼在晚餐吃過固體食物兩小時後飲用的水，又為何不能是冷或熱水，而必須是常溫的水呢？經過空腹的整個白天來到晚上後，完全伸展後的細胞開始逐漸緊縮，身體也像煉鐵爐般達到最高溫的階段。這時若因為口渴而飲水或喝湯，就會將一整天逐漸攀升的溫度瞬間熄滅，並導致非常嚴重的傷害。這時候不僅會讓氣力突然減弱，也會產生嚴重的食睏症。

但若不喝水且食用固體食物，慢慢咀嚼並完成晚餐後，這股火氣就會因為達成任務而自然開始熄滅。因此在兩小時後喝水，就像沙漠裡的甘霖般能夠完全被吸收並促進老廢物質代謝，進而讓身體在火氣穩定的狀況下正常循環。若這時喝了冰水，就會跟體內剩餘的火氣產生突發性的衝突。因此為了維持身體輕盈的狀態，我才會主張飲用常溫的水。當然，若這時喝了比體溫更熱的水，就會再度刺激進入穩定狀態的火氣，因此也會造成傷害。

病痛可能會隨著四季、節氣、白日與黑夜的變化好轉或惡化。然而現代人不明白應該追求生命之法，而只依賴高級藥物的態度，真是令人不禁感嘆。患者病情較輕微時，或許能看見藥物的效用。但若是重症病患，則必須配合四季、節氣，甚至天氣的變化調整飲食，才能有痊癒的可能。這也是飯水分離陰陽飲食法與離固食的涵義。

若是聽到哪邊有非常有效的藥，人們就會蜂擁而至，且一次要了二十或三十天份的藥。沒有人知道重症患者的今日與明日會有怎樣的變化。對於單純只想製藥銷售，或是去買藥吃的人，在我心中都感到非常無奈與遺憾。

要是讀者藉由本書了解到陰陽循環的重要性，即使是非常需要服用藥物的情況，也請先服用三至五日，發揮先觀察藥效再決定後續的智慧。不過最重要的，還是在健康的時候就實行萬靈丹、不老仙丹般的一日二食，過著充滿活力的日子，並充分培養自然治癒力，實踐處變不驚、有備無患的精神。

2 我是誰

無論是尊奉宗教戒律或法規而修行，或是自稱為修道之人的人們，都有志一同地將人生奉獻給「我是誰？我從何而來，又該從何而去？」這樣的問題中。雖然想法與修行方式多少有些不同，但無論透過怎樣的方法，他們似乎都懷抱著完成自我的希望與夢想。

但是信奉抽象的神祇而想要尋找自我，也有可能因此失去自我。也就是說，「前世的我是誰？死後的我又會如何？」等想法都只是抽象性的，更會讓人無法脫離這種遺忘自我且被擾亂的生活習慣。

任何人若想尋找自我，就要先觀察目前存在於自己體內的自我。現在的我既是過去的結果，也是未來的前景。因為有過去的我，才會有現在的我；因為有現在的我，才會形成未來的我。若不了解現在的自我，就無法論及過去與未來的我。

國家以歷史為借鏡而進步，人類則以過去的生活為借鏡而更加成熟發展。若利用飯水分離的層面分析人類出生前，以及出生後成長的過程，就會發現人類的宿命並非生病、死亡，而是逐漸轉化成神的真理。

即使現今的知識爆炸、精神文化提昇、尖端科技與醫學日新月異，但生命文化卻依舊在黑暗中摸索。這是因為連宗教信仰都將人類的死亡歸為無可奈何的宿命，而飲食文化也被捆綁在既有的營養學說中。結果人類就在無法了解自我的情況下遭受死亡的威脅，像隻困獸般活著。

希望所有的讀者都能從這一刻起思考「我是誰？我從何而來，又該從何而去？」的問題。因為現在在這裡的你，就是正確解答。

3 人類是大宇宙，精子是小宇宙

現在我們就用「人類是大宇宙，精子是小宇宙」的比喻來分析「我是誰？我從何而來，又該從何而去？」的問題。

若由我代表人類，回顧從生成人類演變到現在的過程，就要從二〇一一年我七十三歲時，回溯到七十三年前在大宇宙父親體內行星之一的睪丸中形成，並於精囊中成長的時期。我在睪丸中形成，並來到稱為精囊的行星與一億隻精蟲共同生存後，藉由父親與母親陰陽合一的過程，與一億隻精蟲一起移動到另一個大宇宙，也就是母親的子宮內。為了成為大宇宙人類的子女而必須與卵子相遇，才會經由某種分泌物踏上長遠的旅程。能夠遇見卵子的時間，雖然以大宇宙的時間來算是六十四個小時，但以精子和卵子的時間來算卻是三十二個月。而在如此漫長的旅程以及一億隻精蟲之中，只有能夠成為李祥文的精子非常幸運地遇見了卵子，並在大宇宙的子宮內度過十個月的時間而成為大宇宙的孩子。這是多麼光榮的一件事啊！

讓我們來想想復活的問題。只要回想精蟲時期的歷程就會發現，精蟲必須要在生存的狀態下才能遇見卵子，也才能復活成為人類的子女。因此精蟲與卵子相遇的瞬間，也可說是精子為了成為人類的孩子才進行復活。

在母體裡經過十個月的時間後，以嬰兒的模樣誕生在這世上，也就是復活成人類的子孫。另外，幼兒脫離哺乳而進化成可以食用固體食物的體質，以及脫離固體食物而進化成以靈氣生存的體質，都可以說是復活。

4 人間的旅程

若將太陽系比喻成人類，那麼地球就像是人類的子宮。而能夠成為太陽系子女的精子，就是生存在地球上的六十億人口。這就好像在小宇宙人體內，在稱為精囊的行星中存在著能夠成為人類子女的數千數億個精子。

然而生存在地球上，能夠成為太陽系子女的人類中，能夠遇見靈氣的卵子並復活成靈長體質的並不多。這些人會完成神聖的旅程並享受永恆不滅的生命。

人類被創造以來，在數千萬年中發展了意識主義和物質文明，但最重要的飲食原理卻一點進展也沒有。因此我想要具體性地掀起飲食革命，並用科學與經驗的角度加以證明。

人類以神的姿態誕生在這世上。但在復活成為神之前，必須經過兩個階段，其中第一個階段就是幼兒時期。

幼兒時期是指哺育母乳成長的時期，大約是六個月。這六個月就是人類只食用母乳即可成長的界限。六個月後若還是只食用母乳，不僅生長會停止還會慢慢退化。

生命的法則就是在退化之前，先改善為成長體質。這時被公認的食物就是離乳食品。離乳食品是從發育體質進化到成長體質的第一個關卡，而且可以說是用整個宇宙也換不走的真理中的食品。人類必須要藉由離乳食品，才能從被動接受母體生產的食物，進化成能夠自行消化各式各樣食品的成長體質。

所謂的幼兒時期，就是在小宇宙母親的懷中成長。而脫離哺乳的那一瞬間開始，就從幼兒變成在地球這個大宇宙的懷中成長的孩童時期。這個時期的成長期限只有到二十三歲。過了二十三歲以後，就會面臨進化成神聖靈長體質的時刻。而人類卻因為不了解生命法則，在飲食上只相信營養學說，所以直到五、六十歲都追隨著二十三歲以前養成的飲食習慣。就好像幼兒不懂得食用離乳食品，直到五、六歲還跟幼兒時期一樣只喝乳品，勢必會面臨退化的威脅。

無論隨心所欲地飲食有多麼爽快，只要繼續過著這種習以為常的生活，最後都會化為一把塵土。因此，我才會這麼辛苦地尋找讓生命能量極大化的方法。人類誕生以來，所有的生命都是如此自然地產生，最後也會回歸自然。

重新創造自我生命的時代來臨了，祈望大家都能用慧眼重新領悟並創造自己的人生。神所創造的生命不屬於自己，所以才必須重新回歸自然。為了挽救這種局面而讓自己復活，這樣的生命是屬於自己的，所以才能永恆不滅。

5 人體是生產工廠

人類是以神的姿態被創造的，所以人體中具有能夠自行製造所有能量的工廠。但是人類為何會像其他的動物一樣，等到年紀大就會病痛纏身最後死亡呢？

這正是飲食文化對生命造成增添或損害的結果。這樣的飲食習慣除了會造成體內工廠的中斷，即使體內工廠想要動工，卻由體外倒入了過多的營養，反而為了處理這些暴增的飲食廢棄物而精疲力竭。

最後細胞工廠不僅無法正常運作，更會在不斷進行消耗性工作的時光中結束生命。

現在我們必須將處理廢棄物的工廠轉變成生產的工廠。因此在吃完飯兩小時後，以及下次吃飯兩小時前，這段時間內才飲水。這正是神在創造人類時，讓人類可以再度進化成神而留下的神聖遺物，更是生命的真理法則。

食物是製造能量的原料，而人類的體內有著將食物轉化成能量，稱為粒線體的工廠。這座工廠在將原料轉化成能量（葡萄糖）的過程中會產生熱能。而人體會因為這個原因而自然口渴，但這種口渴並不是真的因為水分不足所造成。若這時灌入水分，這種熱能就會被熄滅，能量也無法正常轉換而變成脂肪囤積。

正因為燃燒食物並轉換成能量（葡萄糖）所需的時間是兩小時，因此在這段期間內不可以飲水。

6 喉嚨是敞開的墳墓

聖經裡說：「喉嚨是敞開的墳墓。」

沒錯！雖然說人類是萬物之首，但飲食習慣卻連野獸都不如。低等的野獸似乎比人類更懂得活用相對性的原理。野獸若在覓食中生病，就會懂得在病痊癒前必須相對性地暫時挨餓；而人類卻被牢牢綁在營養學說上，深信生病時就必須吃更多才會變得健康的老觀念，不斷重複著錯誤的飲食習慣。

連野獸都明白因飲食而引起的病症，只要挨餓就會痊癒的智慧，但身為萬物之首的人類卻不了解挨餓的真義，執著於必須吃更多病才會好的想法。這正是人類不如野獸的證據，更是「喉嚨是敞開的墳墓」的真諦。

人類也可以在盡情飲食而產生病症後，利用挨餓來治療。但與其因為生病才挨餓，倒不如在生病之前就先確實根據生命法則來改善飲食習慣，將喉嚨從敞開的墳墓變成敞開的生命之門。

7 細胞的呼吸

人類的生命在於呼吸，而呼吸順暢與否左右著健康。因此在各式各樣的修煉法中，最終都可視為以呼吸為中心。然而實行飯水分離之後，不僅可以讓呼吸通暢，更可以將身體改善成以呼吸為食的體質。

並非用鼻子呼吸，而是身上的六十兆個細胞都可以呼吸。也就是說，六十兆個細胞並不是透過肺部供給氧氣，而是細胞自行呼吸。最後就會讓全身散發出白色的光芒。進入氣食的階段後，六十兆個細胞就會一致地運作，接著精神自然也跟著統一，也就能夠行使神般的能力。

因此，全世界的六十億人口都必須實踐飯水分離。飯水分離是正式的法則，也是不變的真理。就如同幼兒不食用乳品就無法成長一般，人類若不實行飯水分離，就絕對無法進化成靈長體質。

說不定這世上真的有因為徹底修煉而活數百數千年的人，但由於這並非公認的飲食之法而無法公諸於世。不過飯水分離確實是正式的生命之法，也是人類不需脫離世俗或花大錢就能行走的大道。

所有的幼兒不都是在一定的時候脫離哺乳嗎?同樣地，希望全人類都能誠心傾聽我以求仁得仁的心情所領悟出來的飯水分離理論，確實改善飲食習慣並預防所有疾病。進而從最終必須死亡的恐懼中解放，以永遠自由的身軀喜樂地生活下去。

8 細胞的遺傳因子

人體中六十兆個細胞具有吸收水分並調節的遺傳因子。這種遺傳因子是否能夠正常吸收與調節水分，確實左右著我們的健康。

生命法則並非叫人不要喝水，而是教人如何將食物與飲水分開攝取。也就是說，即使是一天喝一、兩公升的水，只要在適合飲水的時間喝，就能隨心所欲的喝。而適合吃飯的時間就必須要滴水不沾。

否則人體國度就會因為攝取梅雨般的水分而無法正常運作，導致各種疾病與痛苦產生。自然界分為白天與黑夜。白天有陽光，而夜晚則擁有黑暗與露水。因此，若能在適當的時間降雨，所有的山川草木與農作物都能在零災害的情況下順利成長。倘若在任何時間都會下雨，所有的農田作物都會因為病蟲害而全數枯死，人類也會因此挨餓死去。同樣的，若我們在任何時間都隨意進食飲水，身體內部就會像梅雨季節一樣受到損害。而負責吸收與調節水分的遺傳因子，也會像遇上梅雨季的農夫一般無法正常耕作。

為了幫助大家了解這個理論，我接下來將試著分析飲食的陰陽類別。食物可以比喻為陽類、火氣、燃燒、白日、男性；而水分可以比喻為陰類、寒氣、冷卻、黑夜、女性。

讓我們用生活哲學的角度，深切地思考錯誤的飲食習慣就像帶給人體國度無盡梅雨的這個例子：

①若水與火混合，則玉石俱焚。

②若將燃燒與冷卻混合，則在原地踏步，所有工廠中的生產也會停擺。

③若將白日與黑夜混合，則世界會變得混亂無章。

同樣的，天空的氣息與土地的氣息必須根據陰陽法則，正確運作所有各自負責的事情，生命才會得以啟動。如今人類社會的科學與文化如此發達，但飲食文化卻在原地踏步。這正是不了解飲食之法，將食物與飲水混合攝取的結果。將食物與飲水混合，就好像將水與火混合一樣，該燃燒的卻將它熄滅，該冷卻的卻持續給予火苗，最後老廢物質則不得不累積在人體內。

當燃燒與冷卻混在一起時，人體國度的工廠不僅無法正常運作，老廢物質也無法被淨化，最後導致氣血循環不足。當黑夜與白日混在一起時，人體國度就會陷入一片黑暗而無法進行生產，必須靠外在的食物來補充所有養分。這種根據營養學說的飲食習慣，不僅無法達到健康飲食，反而造成今日疾病纏身且不斷退化的生活文化。

人類必須牢牢記住，只要根據適合的時間進食或飲水，讓細胞中的遺傳因子得以順利吸收並調節水分，就是守護自己健康的最佳選擇。

9 細胞會説話

或許大家會覺得細胞説話這件事情很可笑。但細胞確實是會説話的，只是我們聽不到而已。巨視的體外世界，聽不到微視，也就是身體裡的小粒子們所使用的語言，但細胞們卻能在體內相互溝通。例如，我的眼睛看到右手受傷流血後，左手就會接到趕緊幫右手止血的命令。而同時腦中就會響起趕緊去就醫的聲音，而雙腳就會因為這個念頭而開始齊心以最快的速度移動。就醫之後，嘴巴就會向醫師説明自己的情況，最後就會用手替自己擦藥包紮。

這樣的舉動，就好像總統對部下傳達命令後，各自處理好自己的工作一樣。在人體國度中擔任總統一職的就是精神。而細胞們能正確完成精神下達的命令，正是因為它們能夠互相説話溝通的緣故。

我之所以會解釋這件事情，就是希望大家能明白，雖然我們聽不到細胞的話語，但細胞們確實會在成長階段要求身體食用正確的食品。剛出生的嬰兒必須食用六個月的液體食品（乳品），接著必須食用離乳食品。這正是因為細胞們要求的並不是乳品，而是固體食物了。雖然我們不能真實聽到細胞的聲音，但隨著嬰兒的發育，人們依照經驗開始餵食離乳食品，接著細胞們自然也會告訴人類轉換成固體食品的時機。

同樣地，人類到了二十三歲以後，細胞們也會開始要求轉換成氣食。因此人類們就會投入氣功、冥想、參禪等數百種呼吸氣息的修煉課程。

但由於那並非細胞真切需要的修煉，人類還是會因為無法滿足細胞的要求而走上老去與患病的宿命之路。其實我們體內的六十兆個細胞，時常懇切地請求人體能夠脫離固體食物而進入氣食的階段。若我們能聽到微視世界中細胞們的話語，就能明白它們是多麼引頸期盼著人體能夠實行飯水分離的飲食法則。只要實行五至十五天，每個人都能感受到國民細胞們是多麼喜歡飯水分離。不僅身體會變得充實又輕盈，呼吸也會因為氣血通暢而變得輕鬆且深切。這正是讓國民細胞們獲得真正幸福的生命之法。

10 運動和健康

若想要健康，就必須運動。雖然有許多運動治療疾病的例子，但過度的運動反而會讓健康陷入更加危險的狀態。

沒錯，雖然運動很好，但就連學界也沒辦法掌握真正的理由與概念。用一天走幾萬步就能消耗幾卡路里的方式來解釋，就只是將人體看作是單純的機器般的理論罷了。

每次看到許多人流著汗在運動的樣子，都會覺得雖然想要獲得健康的想法很好，但因為不了解健康法則的概念，其實那只是浪費時間而已。因為在不了解飲食之法的情形下隨意吃喝，然後在這些能量還沒有燃燒完全前又任意的運動流汗，就只會使得細胞的工作加重而更加疲憊而已。

運動時身體會發熱，發熱時就必須吸收更多的氧氣，才足以燃燒體內的老廢物質而促進氣血循環。但毫無節制地飲食後做的運動，只有促進這種循環的作用。倘若能實踐飯水分離，不需要太多的運動，也可以在一般的日常生活中獲得健康，而無需擔心運動不足的問題。

這時只要做一些伸展的輕鬆運動，不僅可以更深層地吸收氧氣並讓身體自然產生熱能，還能再利用這種熱能燃燒老廢物質，進而讓細胞調整成生產細胞，使身體進化成能夠以呼吸為食的高級體質。

如此一來，就能讓人體國度的國民細胞們都能過著清爽且和平的生活。請認同我這番道理的讀者們，不要怠惰於每天讓自己的身體革新。不要做消耗性的運動，而是要全心投入讓細胞變為生產細胞的運動。也請各位在運動時，告訴自己的細胞「我正在做氣食運動」。

11 四十天可氣食的體質

既然人類是以神的模樣被創造的，就一定會有進化成神的子女的方法，而我們的人體也被創造成四十天可氣食的體質。也就是說，藉由將體質改善成可以氣食四十天的狀態，這世界上的人類也可以進化成神的子女的靈長體質。

實際上一天進食三餐的人，若未經過準備的過程是無法立刻進行四十天氣食的。但若經過多日的鍛鍊，就可以將體質改善成可以四十天氣食的狀態。譬如說，出生後六個月的幼兒在毫無準備的情況下，也無法立刻食用過鹹或過辣的食物。幼兒必須依序經過離乳食品、米糊、柔軟的食物以及無刺激性的食物等階段，依據細胞所需而進食，才能成為成長體質而可以隨意食用辣或鹹的食物。因此幼兒要成為成長體質前，就必須經歷離乳食品的階段。離乳食品顧名思義就是為了脫離母乳而準備的食物，是不變的真理。

這世上一定有能夠讓任何人都能進化成可以四十天氣食的體質，並成為神的子女的正式法則。而這個法則正是實踐飯水分離。若每個人類都食用了土地上生產的固體食物而成長，那麼也必須食用天上的食物，也就是氣食。

飯水分離絕對是真理之食。離固食顧名思義就是為了能夠進化為氣食體質並脫離固體食物而準備的食品。就好像幼兒為了進化成食用固體食物的體質而經過離乳食品的階段。幼兒為了成長而必須食用固體食物，所以為了食用固體食物而進入離乳食階段並不是人類選擇的，而是無法跳過也無法避免的真理法則。雖然一再強調，但要從成長體質進化成靈長體質，就必須經過飯水分離的階段。就如同離乳食一樣，離固食也是不變的真理。若科學家們願意利用動物做實驗，就能證明人類可以將體質改善成能夠四十天氣食的狀態。

雖然也有人藉由各種修煉方法達到四十天氣食的階段，但若沒有按照正式法則來改善體質，身體就不會散發光采，更不能發揮任意左右時空以及先知的能力。即使有人可以行使預知或超能力，那也不過是萬分之一而已。

所謂的真理，必須是非常輕易簡單，所有的一般人都可以行走的道路。飯水分離是可以將肉體進化成靈體的法則。就好像九九乘法一樣清楚簡單，不僅能在日常生活中實行，也無需分辨男女老少，是任何人都能夠輕易跟隨的生命之法，更是宇宙至高真理。

雖然宗教團體可能認為這種理論是褻瀆了只有神可以做的事情，但若能在批判我之前先實行飯水分離，就會發現不應批判此一理論。

12 氣食的涵義

若能將體質改善成能夠食用上天食物的狀態，被稱之為死亡的這個命運就會離自己遠去，並讓自己成為神的軀體。若將這種能夠讓自己重生為神的能力棄之不顧，而無法行使這種能力的話，正是一種犯罪的行為。

幼兒食用離乳食並改善體質後，就能成長為大人，並且可能比父母更加茁壯。而人們實行飯水分離並成為靈長體質後，就能成為神，並且可能比神更加強大。食用土地生產的食物的人，是人類的孩子；而食用上天食物的人，是神的孩子。精子在父親的睪丸中形成，並在母親的體內遇見卵子，最後在像地球般的母親子宮中度過十個月後誕生。

而我們誕生在這世界後，以能夠成為神聖軀體的精子，生活在如同人類的子宮般的地球中。而人生的目的就是遇見神聖的卵子並進入靈長體質，最後進化成神。

因此為了達成這樣的目標，我們必須了解氣食的真正涵義，並不斷努力減少固體食物的攝取。

第一，雖然可以一天食用三餐，但若在餐後一至兩小時後才飲水，不僅氣血循環得以更加順暢，細胞也會開始調整成可以進行氣食的狀態。

第二，若開始一天只食用兩餐，看起來好像是中餐必須挨餓不吃，但其實是在早、晚兩餐食用土地生產的固體食物，而中餐直接食用上天的氣食。若食用午、晚兩餐，則早餐就是食用上天的氣食。

第三，進入一天一餐之後，就會變成是早、午兩餐直接食用上天的氣食。雖然人類很喜歡享受美食，但若能明白上天氣食的滋味，就能了解土地生產的美食是無法與之相提並論的。這是每個實行飯水分離的人都能明白的道理。

13 建議科學界的動物實驗

我提出了若能將成長體質改善成靈長體質，就能進化成神聖之軀而得到永恆生命的理論，並為了以科學的角度進行印證，在必須親自成立大學並促進研究的信念下，於二〇〇六年十一月在美國領土塞班島成立了綜合中醫院，並在三年間取得了開業許可。但卻在意外的營運資金虧損之下，尚未能徹底進行實驗而延遲了夢想。

因此，我在無可奈何的情況下，必須對所有的科學家提出這份囑咐與請求。若有人看到這本書而有些微的了解，請在動物（老鼠）的身上進行飯水分離的實驗吧！相信絕對會出現足以顛覆世界的驚人結果。

我確信只要透過動物實驗，就能清楚揭露人類究竟是因為什麼錯誤而必須死亡。人類在出世時食用液體的乳品並逐漸發育，接著食用固體食品而逐漸成長，最後進階到氣食體質時，就能夠進化成神聖之軀而享有永恆生命。因此，要進化到靈長體質的法則，就像九九乘法般是個簡單又清晰的道理。

進入最後階段的第一個步驟，就是實行飯水分離。無論是誰，只要是願意嘗試的科學家，一定能得到相當大的代價。實際上，也有幾位醫師根據我的飯水分離理論進行實驗後，不僅大吃一驚，還說營養學說中的盲點與疑惑都被解開了。

以下就是我為了揭露長壽祕訣而設計的幾項實驗。

實驗一：

將已成年的老鼠分為三組，並以三隻為一組。進行細胞檢查後施以一日三餐三十天。讓第一組的老鼠能夠隨時自由飲水，而第二、三組老鼠則在進食兩小時後，到下次用餐兩小時前這段時間內可自由飲水。

第三十一天時再度進行細胞檢測，即可發現第一組的細胞內含有少量的膽固醇，而第二、三組的細胞內則含有大量的膽固醇。

實驗二：

繼續使用實驗一的老鼠，並在早上六至八時以及晚上五至七時之間施以一日兩餐。第一組餵以充滿營養的食物，並可以隨時自由飲水。而第二組也餵以充滿營養的食物，但只有晚餐過後兩小時到晚間十點間可以飲水。第三組給予營養不足的食物，並在與第二組相同的時間內飲水。持續三十天後再度檢驗細胞組織，並注意三組的膽固醇變化與營養狀態。

實驗三：

以實驗二完全相同的方式再進行三十日並持續觀察，但稍微減少餵食量。

實驗四：

以實驗三完全相同的方式再進行三十日並持續觀察，但再稍微減少餵食量。

實驗五：

此時起改成只在正午十二點餵食，並以實驗四中一餐的餵食量為準。第一組餵予充滿營養的食物並可以隨時任意飲水。第二、三組在進食兩小時後再給予少量的水。

接著再觀察三十天，就會發現即使食物營養不足且幾乎不用喝水也能夠保持健康。以營養學的數據來看可能會很虛弱，但以二、三組的活動量來看，絕對不會有任何問題。

我無法說出科學性的專有名詞，只能為各位解釋陰陽理論。我們的人體不僅可以拋棄營養學說，而且即使有些偏食，這些多少缺乏的營養都可以自行生產。我不僅以自己的身體做過臨床實驗，並以相同的方式治療過許多患有不治之症的病人，也因此得到了無數個相同結果的印證，才會在此自信滿滿地提出動物實驗的方案。

不過由於人類與動物的細胞生長週期與生產活動都不盡相同，因此實驗五後的階段尚未明朗。人類若想要完成這樣的實驗階段，則至少需要七年以上的鍛鍊才能看到成果，這也是另一個必須進行動物實驗的理由。因此若以個性急躁的現代人當作實驗對象，則被實驗者在進化成靈長體質之前，必定因無法承受而先行放棄。

人類必須累積多年的飯水分離法則才能進行氣食。任何人只要將徹底實行飯水分離的生活當作進化成靈長體質的準備，不僅可以預防百病，甚至還可以得到自行治癒不治之症的能力。

14 將我的身體獻給實驗用

科學界的人士們請聽我說！若在動物實驗中也未能找到為眾生開啟長壽之路的細胞變化，那麼我願意將自己的身體做為實驗之用。要將細胞活動從消耗性改善到生產性的過程，人類與動物所需的時間各自不同。因此動物實驗雖然能分作五個階段，但卻很難再繼續延伸，所以我願意將自己的身體奉獻給學界進行實驗。

在貧農家庭出生的我，總是必須在燭火下唸書，沒有妄想依靠父母的能力在電燈下寫功課。然而在燭火下唸書並受到藐視與欺侮的生活，卻讓我獲得下能透視如大海般深邃的粒子世界，上能穿越刺眼陽光而遙望太陽系的寬廣視野。

然而，今日的科學界，卻似乎在連站在燭火下是何滋味都不了解的情況下成長。若學界認為我燭火下的理論是非科學性的詭辯，想必會讓我感到相當痛心。因此我才會站在接受現代教育的人面前，請求能夠證明我這位無知低賤的人的理論是否正確，並願意將自己當作實驗的對象。

在走到今日之前，我已度過無數艱苦的歲月。就像沒有人牽引的盲人行走於荒路一般，不停地掉落、傾倒、受傷、崩潰，徘徊於如針刺般痛苦的藤蔓中。因為非常疲憊而想起父母、兄弟、家鄉，也因此不斷地哭泣。我在二十歲左右需要許多營養的時候，將自己的身體當作實驗工具，經過每天挨餓的日子後，瘦到只剩皮包骨，任何人都說我是將死的重症病患的程度。

然而我懷抱著堅持到底的心情，徹底實行了斷食修煉。雖然在第十三天不支倒地，卻經過三天的假死狀態並領悟到許多真理後再度睜開了眼睛。也就是說，我度過了十六天完全沒有進食的日子。我將當時的經歷，詳載於《飯水分離陰陽飲食法》一書中。

恢復清醒後，在假死狀態中看見與聽見的所有事物並不是作夢，而是像實際發生一樣歷歷在目。我不僅為了證明虛實而利用自己的身體體驗了當時領悟的內容，更因此印證了無限的可能性，但卻在尚未完成之際被中斷了。當我詢問在假死狀態中引領我的那位奇人關於飲食之法的正解時，他表示我會在某天自行領悟並得到解答。而他的這句話最後也真的實現了。

然而在這個科學思考當道的時代，任何事情都必須要經過徹底的驗證後才能被接受。因此我才大膽地為了全人類，提出科學性動物實驗或者以自己為實驗工具的請求。假若能夠先不要嫌棄我的理論是非主流，而能夠積極地付諸實驗並獲得證明，就絕對能夠在現代醫學佔有一席之地，並讓全世界的人類散發出生命的光采。

15 現在，回到太陽界的懷抱吧！

①太陽系是大宇宙，地球是小宇宙。
②地球是大宇宙，人類是小宇宙。
③人類是大宇宙，精子是小宇宙。

人類在誕生之前，小宇宙精子在被稱之為人類的大宇宙身體中，在睪丸中吸取著大宇宙父親的精氣生活著。接著藉由大宇宙的男女陰陽調合而遇見卵子並形成大宇宙的子女，然後誕生到地球的懷抱中。這時地球就變成大宇宙，而人類就變成小宇宙。

此時人類在小宇宙母親的懷抱中食用液體食物（乳品）六個月後，為了順利發育並回到大宇宙地球的懷抱，而進入離乳食的階段。在這階段中會產生能夠食用固體食物的能力，接著就可以完全離開小宇宙懷抱並投身大宇宙地球，且持續到二十三歲都藉由食用固體食物成長。

然而跟大宇宙太陽系相比，地球依舊算是小宇宙。因此人類從二十三歲起，也必須為了再次離開小宇宙地球並投身大宇宙太陽系，而接受飯水分離的修煉。最後讓體質達到能夠四十天氣食的狀態時，人類就能在太陽系的懷抱中享受永恆的生命。

因此人們常說的空手來，空手去，並非指人類最後只能化成一把塵土。空手來，空手去的生命，其實是永恆的，意指回到太陽系懷抱的生命。

簡單來說，精子必須離開父親的身體才能遇見卵子，也才能在如同地球般的子宮中度過十個月而成為人類的子女。出世後必須要剪斷臍帶才能食用液體乳品而發育，接著要拋棄食用液體乳品的習慣才能食用固體食物而繼續成長。然後也必須要拋棄食用固體食物的習慣才能進化成氣食的體質，最後達到空手來，空手去的終點站，也就是靈長體質的完成階段。

這樣的生命法則絕對是空前絕後的，更是人類的新開始與最終目標。

第二章　將我的身體當作實驗工具

1 真醫生和假醫生

在我們人體內，有著能夠治療百病的真醫生，那就是自然治癒力。因此醫師們應該是將人體內的真醫生引導出來治療疾病，但卻想要依賴外部投入的藥物來治療。而從這一瞬間起，這些醫師就變成了假醫生。

其實醫師們不過就是幫助真醫生能夠發揮自行治病力量的角色罷了。然而現代大部分的醫師們不僅無法盡到協助的責任，反而成為身體更加惡化的主因。也就是說，若醫生自己也被各種病痛纏身，那又怎麼能稱之為真正的醫生呢？甚至抗癌專家罹患癌症的例子也是不計其數。

我們身體內的真醫生，不需要倚靠任何物質就能治療疾病。物質總有一天會變質，但變質卻不是真理。真理應該是自然本體，應該是引導出人體中的自然治癒力。既然無法發現自身體內的自然治癒力，卻想要治療別人的病症，這不是很矛盾嗎？

生命本來就是完美真理的表徵，不能夠與衰老、疾病、逝世共存。生命體會根據不變的生命法則而漸漸進化成完整的狀態。因此盡力找出生命原本具有的自然治癒力，才能算是真正的醫生。

健康是需要每個人自己尋找的。而每個人都必須相信自己體內有天賦般的自然治癒力。飯水分離正是將人類引領到那條大道上的生命之法，也絕對是讓人類能夠找到使自己身體與精神健康的真正醫生的最佳助力。

2 和結核病患者嘴對嘴

我的個性是，只要下定決心要做某件事，就會固執地一直往前衝。雖然明知道這樣的個性是損多於益，但只要出現想要嘗試的事情，還是會執著地付諸行動，而且聽不見任何人的忠告或勸阻。即使一古腦地衝向理想的結果是一敗塗地，但也只會想著「唉呀，我又一敗塗地了！」然後就忘記。接著不帶有任何後悔或留戀地捲土重來，再次向新的目標奔去。因此我的家人們從原本的擔憂煩惱，到現在只當我是神經病，而且子女們只要聽到我說要做什麼，就不自主地害怕了起來。因為我是只要做了決定，就一定要實踐到底的人。

仔細想想，我真的很對不起我的家人。但我的宿命就是必須拿自己的身體當作實驗對象，又能怎麼辦呢？只要產生想要試試飯水分離以外的事情，就一定要付諸行動才能安心的個性，我也無可奈何啊！

因此我在單身的時期也做過許多他人無法想像的事。當時有一位與我同齡的肺病末期女患者，她不僅呼吸困難且全身滾燙，每次咳嗽都會嚴重到咳血。但我好幾次深深吻了這位患者。

親吻肺結核重症患者的動機非常明顯。當時大家都認為只要感染肺病，就像快要家破人亡似的將患者隔離。但我卻想要證明自己的體內具有自然治癒力，無論再強大的病菌都無法侵犯我。以當時的社會觀念來看，即使再怎麼色慾薰心，只要叫這個人跟肺病患者接吻，都會全身發冷且逃之夭夭。但我不僅心態正派，到現在為止都未被傳染肺病且健康地活著。

3 吃腐敗的魚

在修行的過程中，我親身體驗了所有的事情，但卻從未能體驗吸菸。因為有許多人說，即使可以戒酒，也很難戒菸。原本我想要親身嘗試吸菸再戒掉，但實在是無法吸菸，以致終究還是失敗了。

但除此之外，只要是可以測試飯水分離在我身上的效用的方法，任何事情都無可畏懼。譬如，我聽說白帶魚、青花魚和秋刀魚在腐敗後最容易引起食物中毒，因此故意讓這三種魚類自然變質七天後輪流食用。結果就像喝醉酒的人一樣，在臉上出現了潮紅現象。

然而鯷魚卻會讓人出現更可怕的症狀。將鯷魚乾沾一點水後包在塑膠袋裡，接著放在溫暖的地方七日後打開，除了長出許多黴菌之外，還會散發出難以言喻的惡臭。

但我還是吃了。周邊的人一直罵我說，吃了那個一定會死掉。但我卻為了證實飯水分離的效用而硬是吃了下去。於是周遭的人再也懶得勸阻我，只當我是所謂「食之無味」的人，然後離得遠遠地旁觀著。結果過了三十分鐘之後，我的臉開始變得通紅，身體裡湧現令人窒息的痛苦，且呼吸開始變得困難。想要說話，卻只發得出像蚊子般細小的聲音。

我用相同的方法試吃過腐敗的牛肉與豬肉，但卻都只出現一些小症狀就立刻消失了。

進行過無數可怕實驗後，我更加堅定了信念。只要了解生命法則，並在適當的時間進食飲水，無論我們吃了多麼具有毒性的食物，身體都能產生自行解毒的能力。當讀者們不小心吃了有毒物品或腐敗的肉、魚類而感到不安時，只要過五個小時之後再喝水，就不會發生消化不良或其他中毒的問題。

4 撒下生命的種子

想必有些讀者已經看過我的演講影片或書籍。我將這件事情當作撒下生命種子的回報而感到自豪。但事實上，雖然我撒下相同的生命種子，卻仍然會因為接受的人不同而產生天差地遠的結果。希望各位也能想想，自己將珍貴的種子（生命法則）撒在甚麼樣的田地中。

第一，將種子撒在路邊。

首先看過演講影片或書籍之後，覺得有理而開始嘗試飯水分離，但卻因為時常產生口渴現象，吃飯時也像吃沙粒般難受而產生動搖，認為無法堅持下去而從此放棄的人，就符合這一點。倘若各位覺得「唉呀，反正也不能活太久，居然連想喝水都不能喝……」而放棄的話，就像是飛過的鳥將種子撿走一樣可惜。

第二，將種子撒在乾涸之地。

也就是聽從飯水分離理論而實踐幾天，身體也開始明顯變好之後，卻因為氣色變得消沉、體重下降且嚴重口渴等各種現象而產生疑慮的人。這種人不僅心中產生了「一天必須攝取多少營養，也必須飲用多少水，但像這樣不喝水的話，會不會產生什麼疾病呢……」等擔憂或疑惑，也因為無法克服口渴的痛苦而就此放棄。這就像是在乾涸之地的種子雖然發芽了，卻無法向下生根。

第三，將種子撒在荊棘之地。

這裡是指實踐了一、兩個月，漸漸將飲食習慣調整好之後，卻受到朋友結婚、同學聚會、父親壽宴、公司招待等美食誘惑而動搖，一週或不到十天之後就因為無法堅持生命法則而從此放棄的人。這就好像在荊棘之地的種子，雖然發芽也生根了，軟弱的嫩枝卻遭受外界荊棘的阻撓而無法繼續生長。

第四，將種子撒在肥沃之地。

下定決心要堅持到底，無論一個月、兩個月，也不管是什麼場合或聚會，都可以抵抗美食的誘惑而不動搖，徹底調整飲食習慣且堅決要成功的人，就是將種子撒在肥沃之地的人。如此發揮最大的耐力，一次就得到成果的人，就能夠打破百年天壽並直接以氣為食，完成進化到神仙般境界的準備。因此我真心期盼各位切勿曲解這樣的真理，以喜樂的心情持續成長，與我一同享受長生福樂的喜悅。

5 一輩子無法忘懷的人

一九八九年二月三日，一位肝癌患者帶著家人們前來諮詢。這位病人名叫全勝根，當時四十三歲，被醫院診斷出罹患肝癌末期。他的情況在醫學上已經到了束手無策，最長只剩下六個月的生命。原本想說死也要死在故鄉，就在整理家當時，偶然聽到我的故事就找上門來了。那位患者的症狀相當嚴重，不僅因為滿滿的腹水而食不下嚥，因為心窩下方也因疼痛而無法好好躺著，又因為壓迫到胸部也無法好好坐著，只好每天將棉被堆得高高的，以斜躺的姿勢度過每一天。在我看來，別說六個月，甚至連兩、三個月都活不成。

我首先詢問他的生辰。

「你的生日是幾月幾號？」

「農曆二月五日。」

「那麼你連續服用五天我給你的藥，如果沒效，你就回故鄉；如果有效，你就再服用三個月。」

然後我就給了他五天的體質改善處方。結果不知是不是老天幫忙，他才過了七天就已經恢復到可以幫忙太太處理裁縫生意的程度。不僅他的家人非常開心，我也像得到全天下一樣的滿足。

但是我在三個月後才知道，他們家只有五坪，兩坪當作房間，三坪當作裁縫店，還要提供三個孩子念小學，是個經濟狀況相當貧乏的家庭。假設我事先知道這樣的情況，就只會收取低廉的藥費，所以當時實在感到相當抱歉。

然而就在這位患者服用藥物後不久，正確來說是過了兩個月又二十五天，也就是一九八九年四月二十七日，我因為違反醫療法而遭到警方調查。這時他再度找上門來了。

「先生，我該怎麼辦？」

看到他真心為我擔憂的表情，我內心非常的感動。

於是我告訴他：

「不要擔心，如果身體有異狀，就寫信問我或來面會吧。」

讓他安心之後，我就到光州監獄裡度過兩年六個月的第二度牢獄生活。那位患者在這段期間，經常帶著家人的問候以及米、水果等前來面會與諮詢，若因為面會太短而無法盡其所言，我就會用寫信的方式告訴他各個季節適合的處方。

有一次會面時，他告訴我醫院的檢查結果顯示，雖然他的癌細胞完全消失了，卻因為有膽結石的問題，醫生要求他多喝水。那是他最後一次來找我諮詢，因為在我解決他不知如何是好的心情，也給了他膽結石的處方後，他的健康就再也沒出現過任何問題。

在我兩度被監禁的期間，他是唯一持續來找我的患者，所以我無法將他忘懷。我在一九九一年十月三十日服刑期滿並離開光州監獄後，就結束了無照醫療行為的罰責，也從一九九二年起發行影片與書籍並持續到現在。

我曾經為了讓更多人知道陰陽飲食法，以「癌症並非不治之症」為標題，將這位患者的真實故事連續一年內每週在日報媒體中刊登一次。每當廣告一刊登，這位患者就會不分晝夜地接到來自全國各地的詢問電話，但他卻也不分晝夜地告訴對方自己的經驗，甚至還接受對方的諮詢，從未產生厭煩之情。在整天忙碌於裁縫生意的情況下，竭盡全力地將勇氣與希望帶給其他的患者。

雖然我也曾經將其他數十名的治療實例刊登於報紙廣告，但也經常因為患者的後悔與不滿而產生中斷幾次刊登的情形。當然在刊登之前也都徵求過他們的同意，並告知接受諮詢是件困難且辛苦的事情。雖然他們一開始都很爽快地答應了，但只要廣告被刊登後，不知是否因為諮詢電話日夜不斷地湧來，通常他們最後都會後悔。所以我是多麼感謝全勝根先生，能夠在一年多內不斷協助我進行宣傳活動。他到現在還是常像說口頭禪一樣親切地對我說：

「都是托先生您的福，我的孩子們才能上大學。」

他不僅經常打電話來問候，也經常在各方面為我擔憂。在我治療病症四十五年來，只有全勝根先生會這樣不斷掛心我，他真的是我此生無法忘記的人。人最無法忘懷的，就是傷心孤獨時安慰自己的人，還有飢餓時提供一碗湯麵的人。

6 微視的世界和巨視的世界

若要我將四天假死狀態中，在靈界的所見所聞說出來，我覺得時機還尚未成熟。除了那些人生活的模式，還有外星人的生活，以及在數十個太陽系中遇見的那些先知的名字和離開地球的原因，這些經歷是絕對不會被相信的。

而且若有人得知其中一二，不僅會陷入精神恍惚的狀態，還會為了更早得道的慾望而拋棄一切，在沒有任何準備的情況下，魯莽地往前衝。只要是變成這樣的人，幾乎都會在達成目標之前，就陷入深深的泥沼之中。

還在食用乳品的幼兒，不管怎麼想快點長大成人，還是必須經過兒童與少年時期才能成長。如果不讓剛長大的幼兒食用離乳食品，而立刻餵食飯之類的固體食物就一定會腹瀉。孩子就必須經歷孩子的過程。

因此我在之前發表的作品中，提及我在假死狀態中遇見的那些偉大先知時都不會說出名字，而是用「這個社區的先生」或「那個村莊的先生」來敘述。

倘若我說出了這些人的名字、修行的過程或神靈性的能力，在宗教的立場一定會被嘲笑是在作夢。另外我若仔細地描述了外星人的世界，在科學的立場也一定會被抨擊是無稽之談。假若真的要詳述數十個太陽系以及太陽系中各自的外星人的生活與文化，雖然有點誇張，但可能將圖書館裡的書都填滿還不足夠。因此我不得不將我的敘述停在適當的界線內。

就像無論何處，都存在著將人類從發育體質進化到成長體質的真理原則，這世上一定存在著能讓成長體質進化成靈長體質的唯一辦法。而我正是為了將這個事實推廣到全世界而發行了幾本書。而這也可以說是讓我尋找到自我的一件事。

如果要更深入的了解，就必須先明白微視世界以及巨視世界的概念。換句話說，也可以說是大宇宙與小宇宙的概念。大宇宙是巨視世界，而小宇宙是微視世界。若太陽系是巨視世界，地球就是微視世界；若地球是巨視世界，人類就是微視世界；若人類是巨視世界，則組成人類的細胞就是微視世界。

其中最重要的就是小粒子世界和精子世界。若不了解精子的世界，就無法了解自己誕生的過程。如果以精子的世界來看，父母親的身體就是大宇宙。精子產生於父親的睪丸中，並生存在稱為精囊的器官，接著藉由陰陽調合而到了母親體內，為了成為人類的子女而與卵子相遇，稱之為受精。受精卵會為了成為大宇宙的子女，而在母親的子宮內度過十個月。

這裡不能忽略的是，我們身體外所感受到的大宇宙的時間，與細胞所感受到的小宇宙的時間，也就是微視的時間與巨視的時間有著天壤之別。一般在科學上，精子與卵子相遇的時間為三天。三天原本是七十二小時，但在精子遇見卵子的過程中，實際上應該是六十四小時。雖然根據狀況不同而有時較慢、有時較快，但都不會超出這個範圍。而將這個時間換算成微視世界的時間，就會變成兩年八個月，也就是三十二個月。這是因為巨視世界的一天，就是微視世界的一年。微視世界的三年就是巨視世界的三天，也就是七十二小時。但扣掉不足的八小時後變成六十四小時，也就是微視世界的三年扣掉四個月，變成兩年八個月。（八小時是以一天二十四小時計算，若相對於一年則必須以十二個月計算，因此只得換算成四個月。）

精子要遇見卵子而變成受精卵所需的十個月，若換算成微視世界的時間，就會是兩百九十四年。會這樣計算是因為，通常胎兒在母體中的時間為十個月，以天計算的話就是兩百九十四天。

而經過如此漫長歲月才能誕生的人，就是自己。倘若現代科學家能體驗微視的世界，或是能了解微視世界觀與運行的法則，就不會藉由手術將患部切除，或者用強力的藥物進行治療了。

我之所以會在這裡提出微視與巨視世界的理論，就是想問問大家：究竟人類從何而來，又該從何而去？我們註定空手來，空手去嗎？衰老生病，最後化成一把塵土，真的是人類必經的道路嗎？

我可以很篤定的說：

「人類絕對不該空手來，空手去。人類也不是為了衰老生病而來的。」

各位想想看！我們在數十年前都不過是完全用肉眼看不見，必須用電子顯微鏡才能看見的一隻精蟲。只是曾在微視世界中生存的我們，過了一段時間後來到巨視世界，以現在的模樣過日子。

來吧！敞開心胸，睜大雙眼看著太陽系吧。

就像人類是大宇宙而精子是小宇宙，若在太陽系之外看地球，地球也只不過是像太陽系的一個分子般微渺。換句話說，地球不過是太陽系的睪丸，而人類只不過是要成為太陽系子女的精子罷了。

生存在地球上的人類脫離睪丸時，就好像剛轉化成靈長體質的幼兒一般，總有一天會脫離地球，過著自由自在的日子。

人類必須從成長體質中再度進化成靈長體質。這正是能夠超脫地球的時間與空間而生存下去的體質，也能在太陽系的時間與空間中與外星交流，以神靈般的體質成為永恆不滅的存在。這就像幼兒脫離在母親懷抱中哺乳的時期，長大成人後來到廣大的社會生活。人類絕對不是空手來，空手去，就像露水般轉瞬即逝的存在，一定能進化成神聖的靈長體質。這正是我想要傳遞的訊息。

7 牢獄生活取得的勳章

人生在世，一定會根據個人的素質展開活動，也會從中嚐到失敗的苦楚，以及成功的甘甜。然而就在自認為成功的當下，卻遭遇到想像不到的打擊時，必須思考為何失敗，並用反省的心審視自己，將此做為日後更加進步的契機。

由於我無照醫療的行為，觸犯藥師法與醫療法而度過了許久的牢獄生活。令人感嘆的是，被檢舉的原因並不是因為患者治療無效，或是醫藥費過高。而是因為周邊的人為了一己之利，而讓我遭受到了牢獄之災。但畢竟身體已經被囚禁，我不得不埋首於將以前領悟到的內容進行整理。第一次在監牢裡寫的書，是基於飯水分離尚未普及於大眾市場。而在第二次的牢獄生活中，我也得以將生命法則的理論進行最終完結，並在一九九二年開始發行並延續到現在。

自從藉由監獄生活得以整理生命法則的理論，並更加確認我的目標和使命後，因為自私與妒忌而檢舉我的那位仇人也就此變成我的恩人，更讓我露出會心的笑容。

我非常確信，牢獄生活是上天為了全人類而降臨在我身上的使命。而我也會為了達成我的天命，以快樂歡喜、捨生取義的心情投身於推廣生命法則之事。

假設我過去都能夠巧妙地躲過法網而沒有進監獄，現在應該可以賺很多錢，且過著豐裕的日子。但這樣一定會為了接待患者而無暇專心整理生命法則，也就無法將生命法則完整呈現在這世上。回想過去，我自認為牢獄生活是為了全人類而被授予的勳章，更是讓我未來充滿希望的契機。

不過當我想起家人，依然不禁滿懷遺憾。兩次的牢獄之災都剛好發生在兒女的青春期，因此讓他們學業一落千丈，無法進入大學。妻子也因為必須一肩扛起家計，不斷在外奔波。當妻子偶爾抱怨丈夫不在身邊，必須獨自打理生活的辛苦時，我的內心都感到椎心刺骨之痛。

「老婆！雖然我不能像別人一樣分擔家計，是個只有三十分的家長。但我想，身為全人類的醫者，我應該有六十分。只要想著我和家人都是為了全人類而犧牲，內心便感到無比的欣慰。」

8 成體幹細胞

發展一日千里的醫學界，不僅能夠複製犬、牛、羊、猴或器官移植，甚至打開了人體基因工程的新世界。

我在二〇〇九年五月參加了有關成體幹細胞功用的說明會後，不得不感到震驚。成體幹細胞是採集並培養正在成長的幹細胞，藉由靜脈注射讓其在體內循環流動，達到修補損傷的目的。因此能給予治療疾病相當大的幫助，且由於這是自己身體細胞的產品，可以非常安心地接受治療。

雖然我認為這是一個非常好的辦法，但由於費用過高，貧窮的人們根本無法想像。難道只有富有的人才能維持健康、長命百歲嗎？

飯水分離是不分貴賤貧富，任何人都可以公平實行的正向法則。不需培養幹細胞，也無需注射，就能夠使各個細胞重新復活啟動，達到改善體質的目的。即使只吃白飯配醬油，我們人體的細胞也能自行製造並供給不足的養分。若能徹底實行飯水分離修煉，就能直接將氧氣當作是能量，即使斷食四十天也能讓生命延續，更能使全身散發光采。

迫切需要這種醫學技術的人，當然必須要接受成體幹細胞注入，但若這時能先按照飯水分離的標準進行治療，就能達到超乎期待的效果。

我為了這樣的讀者，率先用自體的成體幹細胞進行了實驗。雖然我在醫院檢查結果中，確定沒有任何的身體病症，但依然必須先以自己的身體感受症狀的變化，將來在成體幹細胞治療技術更加大眾化時，才能替各位讀者帶來更多的幫助。

若能自己拉著推車走完上坡路，當然是最好的。但當自己感到疲憊而停下腳步時，也不得不讓某個人在背後推自己一把。雖然最好是透過飯水分離治療疾病，但若有萬分之一的薄弱之處，也是必須藉助其他方面的力量。因此我就決定先行以自己的身體進行科技治療的實驗。

也因為有許多人表示，接受幹細胞治療後產生了許多症狀，更加深了我必須這麼做的心意。最後我接受了幹細胞注入，確認在體內最容易被吸收的部位，並將飯水分離作為治療後的休養方法，也出現了預期中的結果。我也因為能夠成為臨床實驗對象而感到無比欣慰。

在修煉時，我曾經因為不了解生命法則而胡亂進行三到五日、五到七日，甚至十到十六日的斷食，更因為糧食短缺而無法攝取足夠的食物，因此每夜深受焦慮等後遺症纏身。焦慮症是指結束斷食後錯過了進行食補的時機，接著無論吃多麼營養的藥方，都會覺得連骨頭都被漸漸掏空的痛苦症狀。而焦慮症也無法藉由現代科學被察覺，即使接受診察或掃描，都不會出現明顯的異常。有許多人都在進行斷食或禁食後，因為錯誤的食補法而承受焦慮症之苦。然而經由這次的幹細胞療法，我完全擺脫了焦慮症的煎熬，獲得了一石二鳥的成果，心中也感到無限喜悅。

不過這依然是為了飯水分離讀者們所做的實驗。若了解飯水分離並正在實行的讀者之中有必須接受幹細胞治療的人，就能夠根據我的臨床實驗而獲得許多助益。

9 成為人類的燭光

雖然飯水分離的理論非常淺顯易懂，但實際遵循起來卻是相當困難。畢竟數十年來養成的習慣，是很難在一、兩天內完全改變的。但若沒有誠意、努力與毅力，就無法得到寶貴的永恆生命。

韓國俗語中有一句「燈下不明」。也就是說在最近的地方反而看不見真理。而離我們最近的東西是什麼呢？應該就是吃喝與呼吸了。富貴、名譽與權勢多麼地吸引人，如果不能吃喝與呼吸，也無法得到這些。雖然人們總是認為這些非常親近又平凡的事物是理所當然的，不僅完全忽略甚至不放在眼裡，但也因此錯過了最基本且珍貴的東西。

飯水分離正是從進食、飲水以及呼吸空氣開始的。如果連這一點小事都無法解決，又該如何解決其他的大事呢？在無法解決這件小事，繼續隨時恣意的吃喝、運動、服藥、修行的情況下，即使口中呼喊的愛與和平，也會因為沒有好好守護基底而毫無效用。

如果有人問我，這世界上我最愛誰？我一定會毫不猶豫地這樣回答。

「在這世界上，我最愛我自己。而且也愛食物、水與空氣。」

食物與水是我的摯愛，也是我的太陽與救世主。照這樣看來，世界上所有的人可以說都不是愛惜自己的人，而是傷害自己的人。

在宗教裡，人們相信上帝、佛祖或某個特定的神會拯救自己。但我相信能夠拯救自己的只有三神。這三神就是食神、水神與氣神。雖然一定會有許多人嘲笑或抨擊這樣的想法，但我想對這些人說：

「請試著挨餓幾天吧。」

不出幾天，人們眼中一定會看不見妻小，看不見情人，更看不見上帝或佛祖，只有食物的影子不斷盤旋在眼前。

從現在起，我們不能再遠遠地旁觀，而是要確切了解誰是真正拯救自己的救世主，歡喜地迎接三神。

我們必須迎來食神並正確地進食，讓氣神在我們體內消化食物並產生能量，而且要讓水神在我們體內擔任淨化的角色，才能讓氣血循環通暢且健康地生活下去。若各位是真正愛護自己的人，就請立刻戒掉菸酒，不再暴飲暴食，並調整過度的性生活。

身體外在犯的罪雖然可怕，但傷害身體的罪行卻更加不可取。吸菸就像讓自己的細胞國民遭受催淚彈攻擊，飲酒就像在麵包發酵時放入蘇打般，讓整個細胞膨脹破裂並因為酒精中毒而死。暴飲暴食會因為缺乏氧氣而讓數以萬計的細胞同時窒息而死，而過度的性生活也會搶奪器官的精氣而讓身體失去平衡。

若想要守護其他人或天下萬物，就必須先愛惜自己。只有我才能了解自己的狀態，別人是無法體會的。有誰能夠說他比我更了解我自己呢？能拯救我的人只有自己，而讓自己滅亡的也只有自己。

我們必須銘記，是我讓精蟲變成受精卵，是我從母體中來到這世上，也是我從幼兒脫離母乳成為成人，更是我從成長體質進化到靈長體質。

若想進化成靈長體質，就必須先觀察燈下並迎來三神。改善飲食習慣，徹底遵循身體國度的法則時，才能成為真正的偉人。

我出身於貧農家庭，也因為小學三年級時發生六二五戰爭而無法完成學業。但正因為我必須用無知的眼光看天下，恰巧遠離了人們所謂的富貴、榮華、名譽，也自然將所有心思放在飲食等生活基礎上，最後更徹底明白能拯救自己的只有三神而已。

剛開始，免不了埋怨自己為何要出生於如此困頓的環境，內心也常深陷於「我是誰？我從何而來，又該從何而去？」這些找不到解答的問題中。但最後我終究聽到了並非巨視世界，而是微視世界傳來的聲音。

那不僅是生命之路，更是生命真理。任何人都不需要付費，能夠公平地踏上去的路。只要一碗飯、一碗水以及一口呼吸，無論是功成名就亦或無名小卒，無論是天資聰穎還是癡昧愚鈍，任何人都可以學習到的真理。

飯水分離開啟了超越人種、語言、文化、宗教、國界，將太陽底下的所有人變成真正的家人，手牽著手，幸福地生活的一條大道。

在那裡沒有哭鬧聲，沒有嘆息聲，沒有提早夭折的孩子，也沒有面臨壽限的老者。百歲時死亡的人被看作孩子夭折，未滿百歲就死亡的人則不得不被視為受到詛咒。

那裡是沒有盜賊，沒有妒忌，沒有權謀心術的和平之地。人的壽命與樹木同長，尚未呼喊就得到回應，尚未祈求就得以償願的天堂。

「死亡啊！你無法勝利，也無法傷害我們。因為我們緊握著戰勝死亡的生命法則與權力。」

那裡是人們唱著這首歌，遠離傷害，愉悅地生活的至高天國。

該如何表達，在明白這個生命法則之前，我所承受的所有苦楚呢？二十四歲原本該是盡情吃喝的年紀，卻因為無知而在無法看清未來的情況下進行挨餓，在充滿荊棘的道路上掉落、傾倒、受傷、崩潰，讓自己渾身是傷。因為過於飢餓，連呼吸的力氣都沒有。經常煮了清粥想要充飢，卻餓到沒有力氣移動湯匙。

每當一覺醒來，全身就非常浮腫，更因為牙齒晃動脫落，就算想吃東西也無法進食，而再度反覆著挨餓的荒野生活。我總是因為長期挨餓而哭，因為想吃一顆嬌豔欲滴的草莓而哭，因為肚皮緊貼背部呼吸困難而哭，在漫天飛雪的冬夜只能孤獨窩坐在暗室裡而哭，也因為想念故鄉的父母兄弟而哭。

即使母親逝世時，卻連回去故鄉探視一眼的車費都沒有，就只能不斷哭泣。雖然心中非常想要飛奔而去，但不僅糧食短缺，也沒錢將破爛的鞋子換新，我就在不得歸家也無法聯絡的情況下成了不肖子。我唯一能做的，就是面對著無言的大石痛哭而已。

究竟有誰能了解我這般哀戚的心情，我又究竟是為何來到這個即使我自殺也不會有人發現屍體的地方呢！

即使現在想起當時的情景，依然會流下眼淚。因為深深感到痛苦而哭，也因為領悟生命法則而哭。

我因為產生了究竟能挨餓多久的好奇心，就無知地進入魯莽無謀的斷食修煉。在完全斷食十三天後完全喪失了氣力，並進入連續三天的假死狀態，在第十六天才重新甦醒。這段故事在上一本著作《飯水分離陰陽飲食法》中已經敘述過了。我之所以會提起這件事，是因為有無數的人想要用自己的知識或常識，推翻或抨擊飯水分離。

請千萬不要裝作什麼都懂！至少我有在不傷害到一根頭髮的情況下，只用書面就能完整地呈現飯水分離的信心，所以請安心地實行看看吧。

經過三天的假死狀態後，我的身體已經敗壞到無法恢復的狀態了。即使想要讓身體復元，也因為沒有食物而錯過補身的時機。更因此直到現在都無法擺脫後遺症。

斷食是需要準備過程與補身過程的。若在不知情的狀況下進行斷食，無論是無法好好補身或是隨便亂吃補身食品，都會給身體帶來更大的傷害。

是的！我的身體曾經敗壞到了極限，也曾經被撕裂成千萬片。

但我從來不曾後悔。為什麼？因為我領悟並公布了全人類殷殷期盼的長生不老的生命法則，這是多麼美妙的一件事啊！

人們說：「有無知勇者，而無智謀之雄。」倘若我是智者，我也會被營養學說所捆綁而無法領悟到生命法則。雖然累積許多學識說不定能獲得極高的名譽，但卻永遠無法獲得生命真理。

若能創立宗教，就能獲得許多人民的景仰與尊敬而享有榮華富貴，但卻因為無知而不能實現。因為無知，只能毫無保留與私心地將所有的一切昭告天下，並自認為是無知的勇者，但卻也無法逃脫飢餓與貧乏的現實。

即使科學界不認同，甚至地球上大部分的人都對我指指點點，我也有將生命之火點亮的絕對自信。

我願成為燃燒自己身體而照亮全人類的燭火。

第三章　飯水分離的使命

1 請不要過度在意營養學說

現在大部分的人都相信營養學說所主張的，吃有營養的食物才能健康成長，所以要大家不要過度在意營養學說，很多人無法理解。然而這句話真正的涵義不是不要計較營養，而是將基準建立在正確的飲食習慣上，然後再考慮食物的種類。

對照以我為首，根據生命之法生活的無數的人的經驗，並非吃有營養的食物就會健康，吃沒有營養的食物就不會健康。反而是採用簡單菜單的人，徹底遵守飯水分離，才能活得更健康、有活力且長壽。

人體這個小宇宙根據生命之法運行，才會不生病不老化，甚至能超越死亡和大宇宙永遠的存在。然而人們已經失去了晝夜。知識越是增加，醫學科學越是發達，人體的晝夜就越會被破壞。有許多醫療人員主張早上起來應該空腹喝水，每天應該喝多少水，應該攝取多少卡路里等各種學說，因此成人病和慢性病的惡性循環當然很難消失。

如果我們的人體能依據晝夜運行，不僅能像大宇宙一樣達到永恆，還能做更多意想不到的事。換言之，我們的人體並不是轉瞬即逝的，而是和大宇宙一樣可以永恆存在。然而我們被禁錮於短暫的生命都是因為破壞了晝夜。因此我主張根據生命之法恢復被破壞的晝夜，就不用在意營養學說。

我們人體氣血循環順暢，就能自己產生營養，排出多餘的廢物，從所有疾病中解放，維持永遠年輕的新鮮細胞。氣血循環的祕密正是飯水分離。

現今人類患上各種疾病，受疾病折磨而死亡，就是因為他們在吃飯的同時和水、湯、鍋、飲料等混合食用，這和混合晝夜食用無異。

因此學得越多、越聰明，就越容易被營養學說束縛，看到他們無分別的吃喝，被成人病和絕症所困的樣子，我感嘆到無話可說。我們的人體只要按照自然法則進行飲食，即使是沒有吃營養的食物也不會導致營養不足。反而是維他命、鈣、蛋白質等不足，為了生產補充，會產生更多的新細胞。倘若無法違背營養學說，可以按照營養學說吃有營養的東西，但絕對要遵守飲水的時間。

2 不要假裝什麼都知道

許多書籍的作者，其學歷、經歷、職稱等看起來都很厲害。可是看我的著作，既沒有學歷也沒有經歷，還曾因為違反醫療法蹲過苦窯。或許會有人抱持成見認為這是無知的人寫的著作，根本沒什麼內容可言。

然而長久以來我從事健康諮詢，領悟到一件事，無論得到多少學位的偉大學者、博士、醫生、科學家、宗教人士、其他領域的大師，都要用生命之法守護健康，不要假裝什麼都知道。

現今的科學發達到足以複製人類，雖然採用自然食療法、生食、斷食等各種健康法保持健康，然而這些都建立在營養學的基礎上，因此會犯下根本的錯誤。雖然人體外的計算法發展到可以前往月球探險，然而卻沒有人真正知道應該了解的人體內部，也就是人類自己要遵守的法則。

雖然我是個無知的人，但對於守護自己身體的健康法，就算被地球村的所有人攻擊，也還是有自信用身體戰勝。

不久前收容了四十多名精神發育遲緩病患的秀峰療養院的金東極院長，打電話給我。院長用焦急的聲音這樣說道：

「老師！昨天我和院生接受招待，晚餐吃了壽司便當，可是不曉得是不是東西不新鮮，我和二十幾位院生整晚發高燒肚子痛，還拉了五次肚子。現在口乾舌燥，肚子也好痛，該怎麼辦才好？」

聽完院長說要讓院生去住院後，我這樣說道：

「院長，從現在開始一滴水都不要喝，連續三天斷食。」

聽完這句話院長大吃一驚：「我已經年過七十了，拉肚子使身體的水分都消耗完，接近脫水現象，斷食三天真的沒問題嗎？我三十年來曾經五十多次斷食，每次七至十天，出了很多斷食有益健康的書籍，也演講和指導健康相關問題，這似乎和我的理論相反。我能聽老師的話嗎？」

我以篤定的聲音這樣回答：

「院長，現在請將你的知識和經驗存在銀行裡面，按照我的吩咐去做吧！我想三天後應該可以重新整理七十多年來的知識和經驗。」

那天下午院長打電話來。

「我讓院生們住院了，我沒打點滴，也不吃藥，大家都說年紀大的老人家腹瀉，水分不足會產生脫水現象，怎麼會抗拒治療，總之一定要吃藥，因此給了我一天份的藥讓我帶回來。我該怎麼做呢？」

這次我也斬釘截鐵的回答：

「用知識和科學的眼光來看奧妙的人體結構，當然會說這種話。總之不要吃藥，就算口渴難耐也要忍耐三天。」

第三天的下午四點，院長打電話來。

「按照老師的吩咐三天完全斷食，從昨天晚上食物中毒的痛苦就已經完全消失了。現在口好乾，幾乎都說不出話來，然而身體的狀況很好，肚子也很舒服。可是現在該怎麼吃東西呢？」

我這樣說道：

「不要吃含有太多水分的食物，要吃乾的食物，一兩碗都沒關係，請盡量吃，吃完之後過兩個小時再喝水。」

聽完這句話高院長又吃驚的問道：

「什麼?接近脫水現象，三天完全斷食後所有的內臟都在休息狀態，還吃乾的食物，這不就等於是自殺行為嗎?」

此時我堅定的說：

「我不是請高院長暫時將自己知識和經驗擺在一旁嗎?請放心並且按照我的指示去做。如果不相信我的話而從水分多的東西開始吃，那麼可能會無法消化。請務必要記住。」

掛完電話後過了一個小時，院長又打電話來了。

「老師，一個小時前我吃了三口飯配醬油，已經過了一個小時了，可以喝水了嗎?」

此時我問道：

「什麼?我不是叫你放心的吃，為什麼才吃三口?」

這樣一說院長笑著回答：

「我想是因為我很害怕，所以才不敢吃。」

我這樣回答：

「從現在開始不用擔心，吃一碗飯，等一個小時之後再喝水。」

之後，過了大約兩小時。

「我按照老師吩咐，在一個小時前吃了一碗飯，現在喝了兩杯水，可是還是覺得好渴，喝很多水也沒關係嗎？」

我用宏亮的聲音說：

「對！喝多少也沒關係。這次去買一罐小米酒，喝下半瓶吧！」

這樣說完他又膽怯的問道：

「以我的知識和理論，斷食後喝酒就等於自殺行為，真的沒關係嗎？」

我回答：

「喝水之後再喝酒真的沒關係。」

隔天早上一大早，院長又打電話來。

「老師，怎麼會這樣？早上起床，我的身體狀況實在太好了，簡直難以言喻。」

請各位自己在心裡思考。建議因食物中毒整夜腹瀉，近乎脫水現象，高燒伴隨下腹疼痛，再加上口渴難耐，連話都說不出來痛苦萬分，而且還不是年輕人，而是年過七十的老人家，一滴水都不喝斷食三天，這完全違背了一般常識。然而金東極院長雖然是斷食和自然食療法領域中首屈一指的權威人士，卻果敢的相信我的理論，得到了極佳的成果，放下自己的理論重新取得了知識，他柔軟的身段可說是我們的模範。

3 不要義務性的喝水

近來「我們的身體有百分之七十至八十都是水，因此一天一定要喝多少水」的觀念已普遍化。

然而在陰陽法則當中強調在飲水的時間內盡情飲水，只要不覺得口渴就不用刻意喝水。一般的看法不喝水，血液就會變混濁，或是擔心會造成腎結石、膽結石，然而沒有必要擔心。

剛開始調整為飯水分離後，會等待飲水的時間到來，在該時段內喝大量的水，然而待身體適應後口渴的症狀就會減輕。這是因為食物內含有水分，洗臉或洗澡時毛孔吸收的水分，還有呼吸時進入體內的空氣中的水分，就能滿足人體要求的水量，提昇體內自行產生的能力。

實際上萬病都是由於飲水過多所引起。水中溶氧就等於陰，呼吸時空氣內的氧氣就等於陽。飲用過多水，水中溶氧過多，陰的力量就會變強，呼吸得到的氧氣無法順利供給，氣血循環不足就會產生萬病。

我們人體的陰不足時不會有太大的問題，然而陽不足時就一定會有問題。總之不想喝水時，請不要義務性的飲水。

4 給韓醫學界的建言

在韓醫學界工作的各位，請務必參考我在本書中所強調的理論。

探討藥的性質是陰或陽固然重要，然而請記住液體的湯藥是陰，固體是陽，請將吃藥的時間改為飯後一至二小時。這樣的話會有卓越的成效。

倘若只依靠藥的處方治療，通常會得到失望的結果。也就是說這種疾病雖然用了正確的處方，然而卻沒有期待中的成效。

然而許俊先生撰寫《東醫寶鑑》時是經常挨餓的時期，現在則是相反，因吃得太多產生的疾病不計其數，倘若用當時的處方用藥，不僅無效，反而會出現負作用，這是我的經驗之談。

病人就算沒有任何力氣，原因大部分都是錯誤的飲食習慣和過食，乾脆忽視原有的營養學說，以陰陽調整為基礎下處方，會有更好的成效。採用看似違反常識的處方，根據陰陽的法則用藥，有百分之九十八有效，採用補氣的治療只能治療百分之二。

若服用韓藥時，有強烈的飽足感，出現消化問題、經常排氣，或有各種不適現象的病人要先懷疑是否是肝的問題。就算醫院檢查肝臟並沒有異常，然而吃了韓藥之後卻出現各種不舒服的症狀，這應該是解毒的肝功能出問題了。

相信這些問題在參考我的理論後，應該會有很大的幫助，因此才大膽地向韓醫學界提出建言。

5 給醫學界的建言

一無是處的人居然敢提建言給醫學界，我知道有許多人會認為我的理論沒有任何參考價值。

現代醫學可透過胚胎複製製作幹細胞，科學家也說幾年內就能複製人類。這是相當驚人的發展。然而科學有技術性的發展，我以哲學性的層面來看，不過就像黑暗深夜之中的一隻螢火蟲。用科學性的理論進行動物實驗，研究複製，然而治療病人的實力卻只有百分之二十至三十，飽受社會批判，這就是現今醫學界的現實。

因為他們被科學理論蒙蔽，所以癌症專家會得到癌症死去。雖然是無情的話，然而連自己的病都治不好的人要怎麼治別人的病。這真是諷刺。

從現在起醫生、韓醫師、醫學系的學生、以各種方法進行健康諮詢的人，聽我的話，請用自己的身體做臨床實驗。這樣就能成為人類的名醫。無論是誰不用自己的身體做臨床實驗，就不可能成為名醫。動手術、給予藥物、吃健康食品、吃山參和熊膽，吃遍世界名藥，倘若不親身體驗生命之法，即為病人治療的話，也僅僅是假醫生。

在確立飯水分離的理論前，四十多年來我將自己的身體當作實驗工具。親身體驗科學無法想像的境界，並得到超越科學知識的結果。不僅發掘了醫學界累積的基本常識所無法理解的生命之法，雖然沒有人相信，然而採用我的方式卻能治療病人。

試想讓重症、癌症患者三十至三十六天內不喝水，吃飯也只吃乾飯配醬油，這樣過好幾個月。讓中風病人早上用冷水擦澡，以醫學界的常識來看，絕對會受到嚴重批判。然而我將自己當作實驗，實驗過各種方法，無論對任何絕症病人都能提出與常識無關的正確治療法。倘若有人只因我的看法和既有的常識不同提出批判，那麼我想說：「你讀了那麼多無用的書，真是辛苦你了。」

倘若有閱讀本書的醫學界從業人員，希望你們以十五至三十天為基準，採一日兩餐或一日三餐，依自己的方便實踐飯水分離，確認身體的變化。喝酒後的隔天、斷食和禁食後、吃生蔬菜和生水果時，在各種情況下比較遵守飲水時間和不遵守飲水時間兩者的差異。倘若醫學系的學生在成為專業醫生前親自累積各種實驗，之後便能成為偉大的名醫，拯救許多人的生命。不管遇到任何絕症病人都能有自信的用藥。

最後我希望醫學界能透過下列實驗親自驗證我的話是否具有可信度。

①讓做外科手術的病人吃止痛劑時，只喝足以吞下藥丸的水，三至七天禁止水分、點滴、抗生素。自然就會發現這和平時的治療方式有何差異。

②白天不飲水，晚上才飲水，就算不食用抗生素也會好轉。然而此時也不能注射點滴。

③開始給動大手術的病人食物時，請拔掉點滴，在餐後兩小時到下一餐前兩小時間飲水。藥物只在飲水的時間內服用，會有加倍的功效。也就是說根據症狀吃東西，倘若有必須服用的藥物，只給可吞下藥丸的少量水。以我的經驗，根據體質不吃藥，另外飲水，就能毫無痛苦的快速復原。

④需要注射點滴的病人，改為晚上注射，觀察比較其結果。

以上述的實驗觀察極端的結果，未來給予處方時，參考我的理論，成為可拯救更多病人生命的名醫。

6 給政府和教育界的建言

飯水分離是不變的真理，公開生命之法的韓半島躍昇為生命文化的宗祖國，有指引生命之路的牧童的使命。

我說這些話或許會被批判為荒誕無稽，然而歷史的骰子早已擲出了。飯水分離以韓國為首，不僅在世界各國普及，且得到病人和健康的人的好評。

政府第一階段應以總統為首，青瓦台的職員們率先實踐飯水分離，各自確認功效後再向全體國民宣傳。

軍方部隊、國家機構、企業的餐廳，要將湯和鍋從菜單中刪除，普及乾的食物為主的新飲食文化，再傳給各個家庭，國民的健康就會變好。這樣也能節約能源。實際上有一位任職於環境部的讀者來拜訪我，他表示只要我們一天一餐不吃湯或鍋，就能節省相當可觀的能源。

倘若不煮湯和鍋，就能節省下列的資源：

① 準備餐點時只需要三分之一的燃料費和水。

② 食物垃圾的份量減少至十分之一。

③ 節省做家事的時間，有時間享受生活。

如上所述，倘若政府能將飯水分離普及至全體國民，以及全世界，就會成為國家品牌，提昇大韓民國的地位。之後自然會發生各種想像不到的事。

教育部讓學校老師率先實踐飯水分離，確認效果後再將正確的飲食習慣涵蓋在教育科目中，以學校課程讓國小到大學的學生的飲食習慣符合陰陽理論。這樣一來不僅能增進自己的健康，同時透過科學的驗證和系統性的教育，便能成為帶領指導全世界的人。

7 末世論和永生論

在世間流傳的末世論、終末論、再臨論，或是四度空間、永生、輪迴等內容，雖然都各自有其徵兆與特色，但若以人類生活與生命法則為出發點，這些論說也就自然變成無奇不有的幻象了。我擔心各位是否會無法確立自我主觀，嚴重地偏頗至某一邊以致失去平衡，因此特此簡單敘述平時內心思考的結果。

人若要活下去，就必須要有目標與希望。若沒有目標和希望，人生就會失去色彩。因此人們為了明天將更加美好而昇華今日的痛苦，也會為了成為同胞的指望而進化自己並互相幫助。我們的世界就像雙手交纏般必須要互相協調，以超乎一般動物的層次妝點著人生。也就是說，那樣的人生必須要有「我」這個鮮明的主體才能夠形成。

飯水分離正是尋找那機動性、主體性、主觀性的自我觀念最明確的道路，也是幫助我們能以健全的身體成為社會一員的重要方式。

希望各位能明白，飯水分離是何時何地都能垂手可及的不老之藥。不僅任由所有人按照自己需求來取用，也是人類能擁有健康生活的最大依靠。

關於末世論

當人們看到社會上發生倫理與道德淪陷的事情，就會說「這就是末世論啊」。但我們其實可以從記錄中發現，早在數千年前，「末世論」這個詞就已經出現，並使用於日常生活當中。因此我們必須反省，將某個日子明確訂定為末世，像是口頭禪般氾濫使用這個名詞，其實是極大的錯誤。

若真的要談論末世，整個社會本體就是末世。而我們可以說構成末世主體與根基的正是金錢。生活在這個末世，也就是這個世界上的每個人，不僅成了金錢的奴隸，也屈服於金錢的威力之下。

但在這之中，我們只要遵守讓自我能夠賴以存在的生命法則，將自己改善成四度空間的體質並延續內在力量，就能夠克服末世並踏入全新的世界。

關於末日論

末日，也就代表著結束。被末日論所迷惑而將財產全數揮霍掉的人，不得不說是他自己的命運。這種人不過是無法左右自我意志的稻草人。稻草人就算擁有財產，又能如何呢？如果變成稻草人，將自己的財產全數用光也只是遲早的事。

如果到現在還是有人在路上，高呼著世界末日即將到來，甚至還有被迷惑而同聲附和的人，真的是令人感到非常惋惜。

請各位一定要堅定意志，這世界是絕對不會有末日的。反而會變成越來越舒適便利，許多得到永恆生命之光的人也會聚集起來並結合各自的智慧。不僅尖端科技會更加發達、人類的思想與生活更加合理化、遺傳工程等高度的技術大眾化、糧食更加豐饒，人類的精神文化也會建立在更深遠的境界，現代這些無意義的戰爭與對立，也只會落得被收到博物館裡展覽的下場。最後終有一天，必定會形成一個不分你我，和平繁榮的真正地球村，甚至連國家的概念都會漸漸消退。

戰爭因此消失，軍人的角色改變，生產戰爭武器的工廠，也會全新投入製造讓全人類生活更加舒適的生活用品。

讓我們相信，舒適又美好的世界將來一定會開創於我們的手上，並用心實踐自己的任務吧！也讓我們遵循生命法則，建立健康又合理的人生吧！這不就是人類所追求的世外桃源嗎？

在這世界上，所謂的末日並不是指世界的毀滅，而是個人自我的小宇宙，也就是身為身體國度主宰的我面臨死亡的那一瞬間，才是真正的結束與末日。因此若不想遇見世界末日，就必須遵守我所奉勸各位的萬病通治之法，食用不老之藥。

失去財物只是失去一小部分，失去名譽則是失去一大部分，但若失去健康卻是失去了全部。失去全部，就是所謂的末日。

關於再臨論

各個教派的人，都深信著自己的神總會再度降臨。不知是否因為如此，在漫長的歷史中，出現過不少次原本應該要相當合理的信仰，卻過於偏向一種瘋狂境界的事情。

各位萬萬不可被再臨論所拘束。即使有位能夠呼風喚雨的能人異士，用信誓旦旦的理論強調著再臨論的可信度，也千萬不可被動搖。那都不過是假象罷了。只要徹底實踐飯水分離，任何人都可以變成能人異士，也都可以預知未來。

再臨之神只存在於各位自己的體內，隱藏在內心深處。具有個人主體與主觀意識的各位，你們的軀體與心靈都是這世界神聖的家園，更是再臨之神居住的神聖殿堂。

我們的身體是心靈的家園與聖殿，也是上帝的家園與聖殿，以及佛祖的家園與聖殿。因此希望各位在生病痛苦時，都能從自己的體內找到萬靈丹與不老藥，並將自己心靈的神聖殿堂改變成全新的樣貌。

只要隨著血管通往小宇宙人體內的五大洋、六大洲，就能隨處可見如山丘般堆積的汙物與廢物。這時若能藉由飯水分離這種高性能清潔劑，將變得骯髒的肉體每一個角落都清潔乾淨，並恭敬神聖地維持，就能自行改善成高品味的體質，引頸期盼的再臨之神也將重新來到各位心中。

8 愛我自己

若想要真正地愛惜自己，就要先學會愛惜別人。這就是在愛惜自己了。原諒並愛惜仇家，雖然客觀上看起來像是在幫助對方，但主觀上實際是在愛惜自己。

為什麼呢？因為我們必須原諒並愛惜別人，內心才會得到平靜。提供飢餓的人一頓飯也是在愛惜自己。因為幫助別人不僅自己心情愉快，當這名飢餓虛弱的人得到一頓飯，重新再回到你面前時，那種開朗的氣氛也會深深植入自己心裡。

敬愛自己的父母也是在愛惜自己。就像愛護自己一般愛護同胞，這也是在愛惜自己。同情不幸的人也是在愛惜自己。為別人著想的心，正是愛惜自己的心。

但這種博愛的心，卻因為金錢萬能與自私主義而漸漸變質。人們不管別人的死活而任性妄為，不孝地迴避或棄養無可依靠的父母，卻不知道這樣做其實是在傷害自己。這真是令人感到遺憾。

請不要再傷害自己了。世人總是生活在自己傷害自己的罪行裡。無論是富有或貧窮、聰穎或愚昧、成功或失敗，我們都是罪人。

向上帝或佛祖哭訴，都只是形式上的懺悔，也只是身外之罪罷了。真正的罪是內在的罪。對於自己身體所犯的罪，不僅一點點都無法被原諒，最後還會受到疾病、老化與死亡的最終極刑。

一個國家必須擁有法度，才能維持秩序並永續經營，百姓才能過著平靜的生活。而我們的身體國度也擁有嚴峻的法規。那就是飯水分離。各位必須徹底明白，進食有進食的時間，飲水也有飲水的時間。

隨時恣意飲食、吸菸以及過度淫亂的人，都會因為傷害並殺死國民細胞受到最終極刑，但能夠徹底遵循身體國家法規的義人，就會受到永遠的保護。我們在這世上必須遵守的法度，第一個就是身體國度之法。必須能遵守這項法規，才能遵守世界上其他的法律。

失去鹹味的鹽巴，會因為毫無作用而遭丟棄。同樣地，失去健康的人也會因為對任何人來說都毫無用處，最後只能化成一把塵土。

現在起，停止成為傷害自己的罪人，徹底遵守身體國度的法規，成為賜予國民細胞永恆生命的義者吧。

9 用十一稅讓福循環

聖經上記載，十一稅是屬於上帝的，而必須徹底實行十一稅才能得到祝福。無論信不信上帝，我都認為實踐十一稅的人的確會得到祝福。因為這符合了循環的法則。

任何東西若是過度滿溢，就不會流動。必須要有不足的地方才會帶動循環。十份中去掉一份，就是九份。因為只有九份，才會為了補足缺失的部分而進行循環。假若緊抓著全部的十份，就無法展開循環。地球為了補足一年來不夠八小時而繞著太陽公轉，而也因此產生了生死輪迴。倘若地球不轉而停留在原地，也就不會有生死輪迴了。

同樣地，假若我們賺了一百萬，而將其中的十分之一，也就是十萬元拿去幫助別人，就會為了要補足這份缺失而展開循環並得到祝福。但若死守著所有賺來的錢，連一分一毫都不願放手，貪心地只用在賺更多錢上，不僅很難脫離艱苦的生活，即使賺了錢也會面臨內心的痛苦與不幸。譬如必須向別人周轉時、兒女發生意外事故時，以及家裡遭逢重大變故時，都將飽受煎熬。

因此我們必須明白，十一稅並不是為了幫助別人的生活，而是為了愛惜自己的使命，並用喜樂的心情持續下去。只要能幫助不幸的同胞或病患，就能得到極大的福氣。就好像右手之事而左手不知一樣，只有以感恩的心情對自己內心的神實行十一稅，才能藉由循環法則獲得莫大的福氣。

10 飯水分離的目的

每個人根據自己的特性，都各自擁有不同的夢想與希望。而為了實現這樣的夢想與希望，必須以各種的方法努力。但人們達成了自己的夢想與希望後，卻又因為一心只想往前的慾望，失去了檢視自我的時間，最後就真正地失去了自我。

當人們想得到一些什麼，就必須先捨棄一些什麼，這是世間的規律。但想要得到某個東西，就真的必須先犧牲別的東西嗎?難道沒有兩者兼得的方法嗎?

並不是這樣的。我現在就來告訴大家這個方法。實現內心深切夢想與希望，又能不失去自我的方法絕對存在。

實現內心目標又不會失去自我的方法，就是得到永恆的生命。而就結論上來說，獲得永恆生命的方法也就是實踐飯水分離。

倘若各位讀者能夠明白我所描述的生命法則，就必須從現在起重新設立人生的目標。這個目標正是為了獲得永恆生命而產生的。追求有形物質的慾望建立在雜亂無章的飲食生活上，最後也只會帶來煩惱、疾病、痛苦、老化等不幸與死亡的極刑。但在追求永恆生命的過程，卻是充滿了和平、安穩、幸福與健康。

對於徹底實行飯水分離的人而言，社會活動只是為了得到無形世界中的永恆生命的練習過程。無論再怎麼口渴、飢餓，都願意遵守時間進食與飲水，徹底遵循生命法則的人，上天必定會賜予相對的報酬。

11 和自己戰鬥，成為萬王之王

飯水分離並非是在戰爭中的勝利者，而是與自己戰鬥並得到優勢的勝利者。聖經中的雅各在與天使的摔跤中得到勝利，而上帝賜予雅各「以色列」的名字。這個「以色列」就是指「勝利者」之意。

若我們能徹底實踐飯水分離，每天都在與自己的戰鬥中獲得勝利，我們就能得到「以色列」的稱號，成為萬王之王。

成為萬王之王的意思，並非指成為某個國家的國王，而是成為統一並支配著六十兆個國民細胞的王。

走吧！走吧！讓我們一起朝向永恆生命的目標，手牽著手一起前進吧！

勝利者若想到前往目的地，必然要經過荒野。這荒野並非蠻荒乾涸、毫無生機的沙漠荒地，只要在口渴、飢餓時都能與自我戰鬥並得到勝利，根據一定的時間實行飯水分離，就能安然度過荒野之地。

一旦度過了荒野，全新的天地就已經為勝利者準備好了。這時所有人都將明白，與自我的戰鬥中勝利並創造的新的一片天，那片天就是自己的心靈；而創造出來的新的一塊地，那塊地就是自己的軀體。

每個勝利者都能創造自己的新天地，並以萬王之王的身分與六十兆個國民細胞一同享受和平的生活，這是多麼的幸福啊！在那裡，絕對不會有早年喪命的青年，以及徒留怨恨而死亡的老人。百歲逝世就像孩子夭折一般，未滿百歲就喪命者，就會被看做是受到詛咒而死亡的人。

勝利者們自己所創造的新天地，是他人無法闖入的；在這個地方所生產的食物，也是他人無法掠奪的。勝利者的壽命再怎麼短，也都會像樹木的壽命（千年）一樣，神與我合而為一，達到尚未呼喊就得到回應，尚未祈求就得以償願的境界。

勝利者將得以在自己創造的樂園中，過著沒有危險與傷害的生活，更能與神共享永恆生命。

12 不要忌諱傳染病

除了因為意外事故而帶來的創傷，以及具有先天疾病的患者以外，是不會有不治之症的。因為只要實踐飯水分離，就能提高自體的自然治癒力，即使有任何的病菌侵入也能完全克服。然而在現今醫學如此高度發展的時代，依然為了橫行世界的怪病，也就是禽流感、H1N1、狂牛症等感到人心惶惶、極度恐慌。這也不禁讓人感到可惜。

當得到各式各樣的傳染病時，只要按時進食，三至七日內不飲水，十之八九都可以完全得到康復。即使吃再多存有狂牛症病菌的牛肉也無關緊要。

在醫學尚未發達前，只要開始流行傳染病，就很容易發生整個村莊都染病而死的事件。由於當時的環境過於困頓，有許多人都只能吃草根樹皮煮的粥，也有許多人因為缺乏糧食只能不斷喝水。

我在小時候也經常因為缺乏糧食而挨餓。這時候身體會呈現「陽虛陰實症」，也就是陽氣佔百分之二十，而陰氣佔百分之八十的狀態。身體國度因為長期的梅雨季節而充滿寒氣且熱氣萎靡。

但因為陽虛陰實症而引起的陰陽失調，也就是醫學上所謂的自律神經失調症，在營養學說相當發達的如今也同樣在發生。以前是因為環境貧苦、缺乏糧食而免疫力下降，容易得到傳染病死亡；現在卻是因為過度的暴飲暴食而陰陽失調，同樣造成免疫力下降而飽受傳染病之苦。

從現在起，請全天下醫學界與人民們傾聽我的忠告吧。如此一來，就再也無需擔心任何傳染病了。暫時放下一天必須吃幾卡路里，一天必須喝幾公升水才能健康生活的營養學說，在三至七天內只進食而不飲水，身體就會自然產生熱能。舉例來說，就像長期受到梅雨侵襲，充滿寒氣與潮濕的身體國度，得以在炙熱的陽光下曬乾一樣。這樣就能夠完全封鎖感冒、禽流感、SARS、H1N1 侵入人體的空間。

若讀者正在擔憂著傳染病，就先請實行幾日只進食不飲水的應急措施吧。不能飲水的原因，是因為熱氣在人體內有著消炎抗菌的作用。當身體產生熱能時，會根據症狀不同而讓體溫升至三十九到四十度。若這時感覺到寒氣也不需擔心，只要讓腹部保持溫熱即可。二十分鐘之後，體熱就會下降並回到正常狀態。若未感覺到寒氣而全身嚴重發熱，則讓頭部靠在冰枕上，讓雙腳保持溫暖並持續按摩，大部分都會恢復正常。

若因為上述的症狀而打點滴，卻出現反胃、微燒、精神不濟或昏睡狀態時，必須立即中斷點滴。身體國度本來就因為梅雨而充滿寒氣，若繼續打點滴的話，就只會讓病情惡化且症狀加劇。

可能會有人因為三至七日無法飲水會出現脫水狀況而抨擊此論，但這都是未在醫學界中以自己的身體進行臨床實驗，只依據一些理論就妄下定論而產生的。上述都是我以自體當作實驗工具進行臨床實驗，並於四十七年間在無數患者身上得到實證所總結出的內容，因此絲毫無需擔心。我們的身體會燃燒食物而製造水分，梳洗或淋浴時也會經由毛孔吸收水分，呼吸時也會吸取空氣中的水氣，只要不做太過度的運動，就絕對不會產生脫水現象。

希望正在擔憂傳染病的讀者們，能夠銘記下列事項：

① 即使出差或旅行到有傳染病的地方，只要徹底實踐飯水分離，就不會得到任

何疾病。

②倘若得到了傳染病，請在三至七日內只進食不飲水，並在每日晚間淋浴讓毛孔吸收水分，無須擔心脫水現象，身體會完全康復。

③食用完全熟成的泡菜，能對預防禽流感有著極大的幫助。即使終生只吃白米飯與泡菜也不會產生營養不良，甚至會更加地健康。為什麼呢？因為若讓泡菜完全熟成，就會自動產生酸、甜、苦、辣、鹹等五臟六腑所需的元素。

就算吃了患有禽流感的雞鴨、患有口蹄疫的豬隻、患有狂牛症的牛肉等食物，我依然有能夠維持健康的自信。因為任何的細菌都無法生存於高溫一百度以上的環境，即使有難纏的細菌存活下來，也能夠用飯水分離的陰陽飲食法讓我們的身體產生治癒能力。

最後我要給畜產業的讀者們珍貴的建言。經營養雞場的人士們，請勿給與雞隻粉末狀的飼料，而是要給予塊狀的飼料。製作飼料的工廠，也最好能夠製造並提供像綠豆般大小的丸狀產品。另外值得參考的是，若是在飼料中添加蛤的粉末，不僅雞蛋殼會變得較厚，蛋體也會變得結實。

餵食飼料一小時後再給予水，接著在下次餵食飼料兩小時前中斷給水，如此就能在無需任何抗生素或預防藥劑的情況下飼養出健康雞隻，更能成功預防傳染疾病。假若得到傳染病時，只要三至四日只餵食不給水，就能徹底痊癒。

事實上，曾有一位經營養雞場的會員因為養殖場中的雞受到雞瘟影響大量死亡，在電話中詢問我是否有較好的解決之道。我請他在三至四日內只餵食而不給水，並在第五日再打電話過來。他表示按照我的話進行後，雞瘟雖然解決了，但雞蛋產量卻大幅下降。我安慰他，只要過幾天就會恢復正常了。

除了雞以外，無論是牛、豬、狗等家畜，只要將飲水時間分開，就能讓家畜身體健康，讓自己無憂無慮地飼養。萬一感染疾病，只要三、四日不提供飲水就能解決。另外，山羊與兔子在生理上原本就不需太多水分，也因此鮮少被傳染疾病。

13 無上命令

飯水分離是人類必須遵守的不變真理、生命法則、神之命令。因此我敢將此論稱之為「無上命令」。

生存於二十一世紀地球村中的每個人，都將展開全新的生命文化與歷史。超越國境、人種、宗教、思想、理念、科學、營養學等概念，人類的飲食方法都須服從無上命令。否則，人類就會像被拴上鐵鍊並綁住脖子的牛隻一般被拉到刑場中，也會在老化與疾病的苦難中遭受死亡極刑。而服從無上命令者，將得以解開禁錮的枷鎖，逃離所有疾病與偏見，進而擺脫死亡的宿命成為自由之身。

所有的宗教人士聽著，在根據各自的教義努力過著信仰生活的同時，請服從這無上的命令吧。我們的身體是真神所居住的聖殿。讓我們成為即使這個聖殿遭受風吹雨打，也絕對不會毀壞的最佳支柱吧。雖然人類數千年來都遵守著心靈與精神層面的戒律和法規，但卻因為隨時恣意飲食的習慣而違背了身體的法則，導致神的聖殿崩塌毀壞，飽受老化、病痛與死亡的煎熬。

切勿被永生論給迷惑。只有在將體質改善成能夠進行四十天氣食的情況下，永生才得以存在。只是心中遵守著戒律與法規，是絕對不能得到永生的。倘若有號稱藉由戒律與法規就能得到永生的人，我就會將其視為巧妙地洗腦他人，藉以斂財的詐欺者而大聲地抨擊。

另外，也切勿被再臨論所迷惑，更不要相信再臨之神在哪個地方。因為再臨之神並非存在於外在，而是存在於我們體內。而因為真正的神就在我們體內，只要將自己轉變成神聖之體，我自己就是所謂的再臨之神。我們並不需要外在的再臨之神來拯救我們，但卻有無數的人因為相信了再臨論而傾家蕩產。這真是令人感到惋惜。

各位同樣生活在太陽底下，地球村中的兄弟姐妹們！我們現在正處在二十一世紀，必須效仿強壯的古人們開拓自己的人生，勇敢地開創屬於自己的新世界。所謂的無上命令，就是讓最寶貴的生命得以自行往前開創並持續創造新生命的方法，我將此方法變得就像九九乘法般單純，並將此簡易的法則公諸於世。請勿輕易忘記我所說的話，只要每個人都遵循著無上命令進食飲水，就能將身體完整進化，幸福地享受永恆的生命。

無上命令並非某個教主強制性下達的命令。而是我懷著希望所有同意陰陽飲食理論的讀者們，都能成為「可以對自己體內六十兆個細胞下達此命令的教主」的心，我將其稱之為「無上命令」。

14 總論和各論

人類的永恆生命文化其實是非常淺顯易懂的，但人們卻因為徘徊在各論中而受到病痛與死亡的威脅。

譬如說，雖然所有的電力都是來自於發電廠，但傳送到各個地方後卻能被使用在數千萬種用途上。所以，發電廠代表著總論，而各種家電用品則代表著各論。同樣地，日夜更迭代表著總論，而世間萬物的生死明滅則代表著各論。

也就是說，即使是毫無營養的食物，只因為屬性陽而必須在日間食用，而水則必須在夜間飲用。食物的種類與營養成分代表著各論，而陰陽飲食法則代表著總論。

因此只要徹底遵守進食與飲水的時間，就能讓人體自行製造所有的必需營養，也能夠製造治療所有不治之症的良藥，進而預防各種疾病。

當人體無法發揮自然治癒力，只是生了一種病就忙於尋找各種藥，這都是被侷限於各論之故。

各位讀者！二十一世紀是屬於青年的時代。就如同青年們離開父母懷抱到社會上自立自強一般，現在正是將自然壽命轉變成自主壽命的最佳時機。也就是我們的生命，必須由自己重新創造。

為了達到這樣的目標，請停止徘徊於各論當中，只相信總論吧。只要根據飯水分離的法則進食飲水，就能享有愉悅的生活。

毫無節制地進食飲水的生活習慣，只會讓自己繼續困在各論中，並會因為老化與生病而回歸大自然。希望各位能明白，飯水分離絕對是讓我們得到永恆生命與喜樂的康莊大道。

後記

假若飯水分離陰陽飲食法只是能夠治療疾病，讓人保持一時的健康水準之論，我也就不會發表著書、影帶與巡迴演講，只會當作是自己的祕密保護著。光是接受諮詢並替人解決便祕、肥胖、腸胃疾病等症狀，就能夠成為相當富有的人。就算是現在開始，靠著數萬名病患的臨床經驗來替貧困之人看診，就能得到世間的的尊重。或者是藉此得到富翁的歡心，就能輕易地成為賺進大把鈔票的健康顧問。

但我卻將推廣這種無價的真理當作此生的使命，拋棄了榮華富貴。而這本《無上命令：實踐飯水分離陰陽飲食法》正是放下私心，盡全力想將生命真理公諸於世的成果。

只要讀完本書，並實際研究書中的七年準備期與七年修煉期的前半段過程，相信科學家們就能明白長生不老之祕，宗教家也會了解何謂真正的靈肉一體。

這是讓擁有高層次精神世界的人，能夠藉由節制的飲食習慣預防疾病且延續無限生命的契機。但無法遵循生命法則之人，也只能承受無節制飲食習慣所帶來的各種病痛，最後也免不了面臨死亡。

我的心願是無論何時何地，全人類一同走向生命大道，沒有任何一人落後。即使受到疑心之士的批評也甘之如飴，只求盡可能地推廣飯水分離修煉法，讓所有的讀者都能徹底實行生命法則。

無上命令：

現在就對身體下令：一定要健康起來！

立刻實踐飯水分離陰陽飲食法，馬上體驗自然療癒的奇蹟！

八正文化好書推薦　健康・養生

人生立命，全在腎陽，養足腎陽千年壽

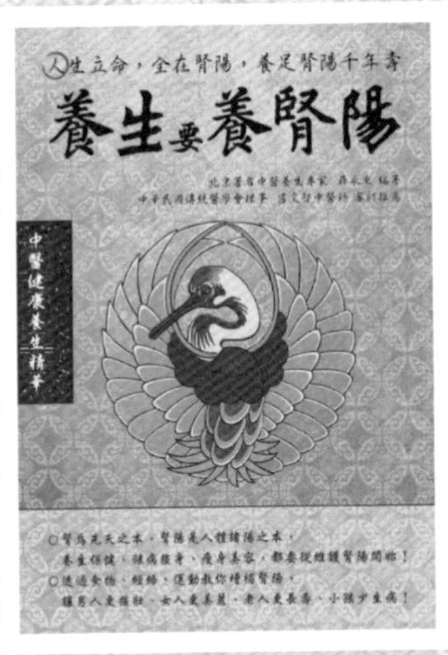

養生要養腎陽

北京著名中醫養生專家　薛永東／著
中華民國傳統醫學會理事　呂文智中醫師／審訂推薦

作者以深厚的學養和數十年行醫經驗，為現代人解釋何謂腎陽、腎陽之於人體的重要性，詳述腎陽與腎陰、腎陽與五臟六腑的關係，並搭配實際診療案例，說明日常生活中如何透過食物的調養、情緒的撫慰、經絡的按摩以及簡單的運動，輕輕鬆鬆達到補腎養陽、青春健康及延年益壽的效果！

◎現代男女都要看的補腎書！

別笑！女人也有「腎虛」的問題！皮膚乾澀、頭髮毛躁、痘痘、眼泡、黑眼圈和惱人的肥胖問題，很可能都是腎虛引起的！
男性朋友，請正視「補腎」的需要！補腎不等於壯陽！現代男性工作壓力大，容易造成夜尿頻多、精神倦怠、腰酸腿軟、失眠健忘、胸悶氣短或記憶力衰退等「腎虛」症狀。

◎超實用日常生活補腎法搶先看！

★ 養腎食譜：提供多道美味食譜，從每天的飲食中滋養腎陽！
★ 益腎茶飲：建議多種茶飲及甜品，在辦公室中也能輕鬆補腎！
★ 強腎運動：簡單易做的溫腎運動及功法，強身健體不生病！
★ 補腎按摩：透過經絡穴道的按摩，空閒時間隨時補腎兼去脂！

歡迎進入 Facebook：「養生要養腎陽」
一同分享養生之道

八正文化好書推薦　健康・養生

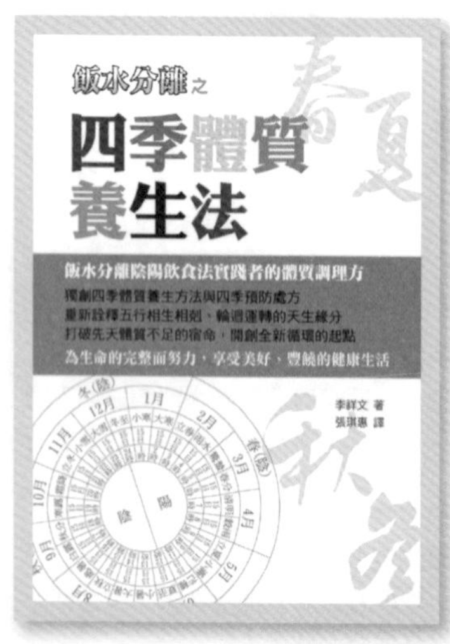

飯水分離
四季體質養生法

李祥文 著
張琪惠 譯

誕生的季節決定體質秉賦
依照出生的時節調整體質
自然達到圓滿的身心健康

透過**四季體質養生方**調理先天秉賦不足
搭配**飯水分離飲食法**養成後天健康習慣
為生命的完整而努力，享受美好、豐饒的健康生活！

人類的體質與生命，和四季運氣有著奧妙的關係。在誕生時，五行中先天會有一種不足，成為致病的根源。因此要懂得順應自然法則與體質稟賦，在自己出生的季節，調養先天偏弱的臟腑，打破先天體質不足的宿命，開創全新起點！

◎精彩重點，不容錯過！
- 四季體質養生法基礎原理與調理案例
- 春、夏、秋、冬四季出生者的個別預防處方
- 飯水分離陰陽飲食法簡易概念、實行方法與實踐者分享
- 感冒原因剖析與超強感冒自癒法

現代生活最簡便、最實惠的飲食保健處方

澐知道小烤餅

細嚼慢嚥澐知道小烤餅，可以增進腸胃消化及吸收力

無糖，無油，無鹽，無蛋，無奶

是您低負擔的小點心

可於飯前食用數片，亦可作為代餐

建議食用前後二小時內勿搭配水或飲料

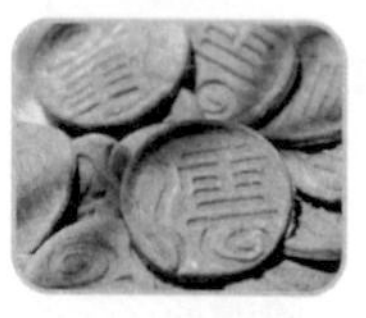

原味

成分：麵粉、燕麥粉、黃豆粉、紅豆粉

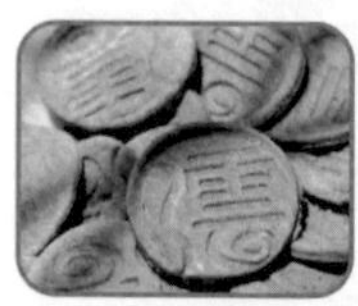

抹茶

成分：同「原味」，再加入四神粉及抹茶粉

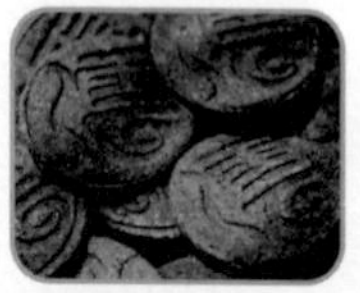

黑芝麻

成分：麵粉、燕麥粉、黃豆粉、紅豆粉、黑芝麻粉

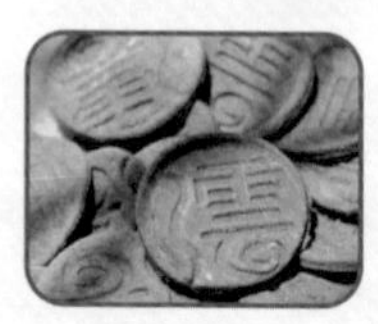

杏藕

成分：同「原味」，再加入杏仁粉及蓮藕粉

緣自《無上命令：實踐飯水分離陰陽飲食法》的離固食概念

國家圖書館出版品預行編目資料

無上命令：實踐飯水分離陰陽飲食法／李祥文
著；張琪惠譯.
-- 增訂一版. -- 臺北市：八正文化, 2017.3
面； 公分

ISBN 978-986-91984-4-8（平裝）

1. 健康飲食 2. 食療

411.3 104016774

【最新增訂版】
無上命令：實踐飯水分離陰陽飲食法

定價：420

作　　者　李祥文
譯　　者　張琪惠
封面設計　賴麗榕
印　　刷　松霖彩色印刷事業有限公司
版　　次　2021 年 8 月增訂一版二刷
發 行 人　陳昭川
出 版 社　八正文化有限公司
108 台北市萬大路 27 號 2 樓
TEL/ (02) 2336-1496
FAX/ (02) 2336-1493
登 記 證　北市商一字第 09500756 號
總 經 銷　創智文化有限公司
23674 新北市土城區忠承路 89 號 6 樓
TEL/ (02) 2268-3489
FAX/ (02) 2269-6560

歡迎進入八正文化網　站：http: //www.oct-a.com.tw

部落格：http: //octa1113.pixnet.net/blog